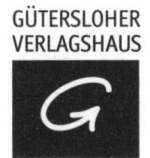

GÜTERSLOHER
VERLAGSHAUS

Gütersloher Verlagshaus. Dem Leben vertrauen

Rainer Schäfer

Andreas Biermann

ROTE KARTE DEPRESSION

Das Ende einer Karriere
im Profifußball

Gütersloher Verlagshaus

Inhalt

Kapitel 10

Es dauerte nur zehn Minuten, bis er wusste, wie er sterben wollte. Keine Schmerzen wollte er dabei haben. Er hielt sich für einen Schisser, wenn es um Schmerzen ging. Direkt nach einem Training fuhr er zu einem Baumarkt, er verzog die Mundwinkel, als er einparkte und dabei den fetten Werbespruch an der Fassade des Baumarktes las: »Mach Dein Ding.« Er war ganz ruhig, er bewegte sich so lässig, als ob er einen Eimer Tapetenkleister kaufen wollte. In der Gartenabteilung wählte er eine Rolle Klebeband, das etwas aushalten konnte, und den Schlauch mit dem größten Durchmesser. Er war grün und so groß, dass er ihn ohne große Mühe am Autoauspuff befestigen konnte. Das Stück war zwei Meter lang und kostete acht Euro. Den Bon ließ er liegen, er hatte nicht vor, zu reklamieren und den Schlauch umzutauschen.

Zuhause versteckte er den Schlauch in seinem Hobbyraum im Keller. Hier würde seine Frau ihn nicht entdecken. Er atmete ein paar Mal aus, jetzt konnte ihm niemand mehr etwas anhaben. Wenn der schwarze Wirbel wieder in seinem Kopf toben und ihn erfassen wollte, dann wäre er vorbereitet.

Kapitel 1
Pumuckl aus Spandau

Die Straßen sehen aus wie abgepaust, eine gleicht der anderen. Wer hier zum ersten Mal lang geht, kann sich leicht verlaufen. Wer hier jeden Tag lang geht, hat sich schnell satt gesehen. Unförmige Wohnblocks stehen Schulter an Schulter, werfen ihre Schatten auf die Straßen. Mancher steht etwas schief da, als ob er zu schwer tragen müsse, zeigt da eine Falte, dort eine Narbe. Die höchsten Wohnanlagen recken sich fünfzehn Etagen nach oben. Alle sind in die Jahre gekommen, die Farbe blättert vom Verputz, hier wird schon lange nicht mehr renoviert. Immer wieder müssen die Bewohner ihre Stimmen anheben, die älteren machen es ganz automatisch. Es ist wie Luft holen, wie ausatmen. Sie reden solange gegen den Motorenlärm an, bis er die letzten Silben verschluckt. Dann warten sie einen Moment, bis eines der Flugzeuge über ihre Köpfe hinweg gedröhnt ist. Sie kommen im Minutentakt, Spandau gehört zur Einflugschneise des Flughafens Tegel.

Zwischen den Wohnblocks wachsen moosige Grünflächen, das Gras hat Mühe, die kahlen Stellen zu überwuchern. Der Rasen darf nicht betreten werden. Spielende Kinder sind hier unerwünscht, wie überall, wo Hausmeister ihren Ordnungswillen durchsetzen. In einem der Wohnblocks, sieben Stockwerke hoch, wächst Andreas Biermann auf. Die Fassade wird braun gestrichen, als das Mietshaus Anfang der 60er-Jahre fertig gestellt wird. Die Farbe ist bis heute die gleiche geblieben, Regenwasser und Schmutz haben sich wie Jahresringe auf die Fassade gelegt, sie imprägniert, Braunton in Braunton. Berlins Zentrum mit dem Ku'damm ist 20 Minuten entfernt. Zu weit für viele Spandauer. Sie haben ihr eigenes Zentrum, viel näher, nur wenige Minuten entfernt. Ihre Wahrzeichen sind das Rathaus und die Nikolai-Kirche, die den Spandauern wie Leuchttürme Orientierung bieten.

Spandau ist ein Stadtteil, in dem man den anderen nicht lange aus dem Weg gehen kann. Andreas Biermann überlegt sich genau, wann er nach draußen geht. Bevor er die Wohnungstür öffnet, streckt er seinen Kopf aus dem Fenster, prüft, ob die Luft rein ist. Wie ein Indianer auf Kriegspfad, der versucht, Gefahren zu wittern und Spuren zu lesen. Aber es ist kein Kinderspiel für ihn. Manchmal hat Biermann Angst, die Wohnung seiner Eltern in der Falkenseer Chaussee zu verlassen. Er weiß genau, was passiert, wenn er im falschen Moment auf die Straße tritt. Dann wird es nicht lange dauern, bis sich ein Pulk von Kindern gebildet hat, der sich an ihn hängt und den er nicht mehr abschütteln kann. »Da kommt die Colafrau«, grölen die Kinder. Und: »Hol uns ein Bier, Mann.« Der Steppke ist allein, allein gegen viele.

Er zieht diesen gehässigen Chor hinter sich her durch die Falkenseer Chaussee und die angrenzenden Straßen, wie ein viel zu schweres Gewicht. Lange kann er diese Last nicht schleppen. Es ist ihm unangenehm, er schämt sich. Er kann auch zornig werden, mehr auf sich als auf die anderen Kinder. Es ist ein Zorn, der sich nach innen richtet. Biermann ist ein gutmütiges Kind, hilfsbereit, höflich, zurückhaltend. Viel zu zurückhaltend. Er ist anders als die anderen, was er immer wieder zu spüren bekommt.

Manchmal ist es nur ein anderer Farbton, der einen zum Außenseiter werden lässt. Andreas Biermann hat kupferrote Haare. Sein Schopf ist Pumuckl-rot, seine Haut ist so blass, als sei er im Schatten aufgewachsen. Wenn er in die Sonne geht, wird sie krebsrot. Weiß und Rot, diese Farbtöne wechseln sich ab, dazwischen kennt er keine Farbschattierungen.

Biermann ist schmächtig und spitzknochig, mit Konterfeis wie seinem bitten Hilfswerke um Spendengelder. Biermann sieht aus wie eine Figur aus dem Kinderkanal, über die alle lachen und Scherze machen. Biermann ist der Pumuckl aus Spandau, verspottet und belächelt. Auch die Erwachsenen lächeln, es ist ein Lächeln, das sagen soll: Ach, die Kinder. Es sind doch nur Scherze unter Kindern.

Für Biermann machen sie das Heranwachsen zur Qual. Sie nehmen ihm den Atem, sie schränken ihn ein wie eine schwere angeborene Krankheit. Biermann macht vor allem sich selbst und sein Aussehen dafür verantwortlich, dass die anderen ihn ablehnen. Wenn er anders aussähe, hätten sie keinen Grund, ihn zu verfolgen. Alle gegen einen: Die Macht der anderen ist Biermanns Ohnmacht. Hilflosigkeit: Das ist das Gefühl, das er am häufigsten spürt, als er in Spandau heranwächst. Auch in der Grundschule, der Siegerland-Schule, gibt es nur einen Bereich, in dem sich Biermann aufgehoben und sicher fühlt: der Sportplatz. Dort wird Fußball gespielt. Hierhin zieht sich Biermann in den Schulpausen zurück. Fußball ist die Sicherheitszone, der Sperrgürtel, in dem er nicht belangt werden kann. Dort hat er Argumente, die überzeugen und sein Aussehen nebensächlich werden lassen. Biermann hat oft einen Lederball im Rucksack dabei; wenn er Mitspieler findet, ist er nicht zu halten. Es kommt vor, dass er die Zeit vergisst und immer noch auf dem Fußballplatz steht, wenn der Unterricht längst wieder begonnen hat.

Aber jeden Tag bekommt Biermann zu spüren, dass Farbenlehre unter Kindern brutal sein kann: Kupferrot ist für die anderen das Signal, ihm weh tun zu dürfen. Für Biermann ist sie die Farbe der Demütigung. Oft liegt er abends in seinem Bett und wünscht sich, dass er seine Haut, seine Haare abziehen könnte. Dass er anders sein könnte. Warum kann er nicht aussehen wie die anderen? Biermann hasst seine roten

Haare, seine Haut, die nur Extreme kennt, sterbensbleich oder sonnenbrandrot. Wehren kann er sich nicht gegen den Spott, gegen die Hänseleien. Dafür ist er zu ruhig, zu sanft. Zu gut erzogen.

Biermann bekommt es jeden Tag zu spüren, dass er anders ist. Er bekommt es zu oft zu spüren. Irgendwann glaubt auch er, dass er weniger wert ist als andere. Biermann fühlt sich als »ein Nichts, als wertlos. Ich habe das geschluckt und nie zurückgeschlagen. Ich habe das für bare Münze genommen und mich ausgestoßen gefühlt«, erzählt er. Andreas Biermann leidet stumm. Darüber zu reden, würde seine Qualen nur noch verstärken. »Ich habe das mit mir selbst ausgemacht, was eine Zeit lang einigermaßen ging.« Gedemütigt zu werden, gehört zu seinem Alltag, wie das Rathaus zu Spandau, mit dem Turm und der Uhr, vor dem er manchmal steht und hoch schaut. Dann träumt er davon, den anderen zu beweisen, dass er etwas kann, etwas wert ist. Irgendwann würden sie aufschauen zu ihm in Spandau. Da ist sich Biermann sicher. Er kann stur sein, wenn er sich etwas in den Kopf gesetzt hat.

Gedämpftes Leben, gezügelte Gefühle

Hunde ziehen ihre Halter hinter sich her, sie kennen den nächsten Weg um die Ecke. Die Namensschilder am Wohnblock wechseln kaum, es sind drei Parteien auf jeder Etage, insgesamt 21. Hier geht man ein Leben lang zu dem Friseur, der einem das erste Mal die Haare geschnitten hat. Biermanns gehen zum »Damen und Herren Salon«, zwei Straßen weiter, es gibt zwei Haarschnitte, einen für Frauen, einen für Männer. Geld holt man nur in einer Sparkasse, in der Filiale, in der man die Angestellten kennt. Geldangelegenheiten sind hier Vertrauenssache.

Die Tage gleichen sich in Spandau, wo Andreas Biermann am 13. September 1980 geboren wird. Er ist das zweite Kind von Gernot und Marlies Biermann. Schwester Daniela wird 1977 geboren. Da lebt Achim schon bei Biermanns, ein Onkel von Andreas, der keine anderen Angehörigen mehr hat. Zu Achim und Daniela hat Biermann ein sehr gutes Verhältnis, wie er sagt. Wie auch zu seinen Eltern. Die Familie teilt sich eine Mietwohnung mit 70 Quadratmetern in einem siebenstöckigen Wohnblock. Es sind zwei größere und zwei kleine Zimmer, der Platz reicht, wenn man die Ansprüche klein hält und aufeinander Rücksicht nimmt. Die Biermanns machen das, ohne viel darüber zu reden.

Achim ist zehn Jahre älter als Andreas. Andreas teilt sich ein Zimmer mit seiner Schwester. Er braucht nicht viel, ein paar muskelbepackte Spielfiguren wie He-Man, die ihm das Gefühl von Schutz vermitteln. Und ein Aquarium, in dem Fische darauf warten, dass er sie füttert. Andere Tiere erlauben die Eltern nicht, sie könnten die Wohnung verschmutzen. Wer die Wohnung betreten will, muss die Schuhe ausziehen. Im Wohnzimmer steht eine schwere, dunkle Schrankwand, auf der Ablage stehen Rahmen mit Familienfotos, auf dem Tisch stehen Schalen, immer gut gefüllt mit Süßigkeiten und Knabbereien. Auf dem Flur stehen Schuhe, in Reih und Glied. Darüber hängt ein schwarzer Schuhanzieher. Auf der Haustreppe riecht es nach Kohl. Und so wie es eben riecht, wenn Menschen auf engem Raum zusammenleben.

In dieser Wohnung ist schon Marlies Biermann aufgewachsen, gemeinsam mit den Eltern und acht Geschwistern. Auch das ließ sich irgendwie einrichten. Man ist noch enger zusammengerückt. Als die Bauten Anfang der 60er-Jahre hochgezogen wurden, waren die Mietwohnungen noch begehrt. Heute wechseln die Namensschilder an den Türen viel zu häufig, sagen diejenigen, die schon lange hier wohnen und bleiben wollen. Die Blocks sind abgewohnt, es sind Wohnungen, die alt eingesessene Mieter trotzdem nicht verlassen, weil sie ihre Schwächen lieb gewonnen haben. »Spandau bei Berlin« heißt der Stadtteil bei den Hauptstädtern, für sie gehört Spandau nicht mehr zu Berlin. Es ist ein Randbezirk, den die Hauptstadt nicht braucht.

Für den jungen Andreas Biermann ist Spandau ein Bezirk mit einem überschaubaren und eingeschränkten Aktionsradius: Die Schule ist nur wenige Minuten von der Wohnung entfernt, gleich um die Ecke ist ein Fußballplatz, eingerahmt von einem Metallzaun. Auf dem trifft sich Andi regelmäßig mit André, Yener und Mario. Das sind seine Freunde, zumindest, solange sie auf dem Fußballplatz sind. Wenn Achim und Andi alleine zuhause sind, spielen sie Fußball im Flur, mit einem Stoffball. Frau Biermann seufzt, wenn mal eine Lampe zu Bruch geht. Die Jungs und der Fußball, das soll nun mal jemand verstehen.

Biermanns Vater Gernot ist Angestellter bei der Berliner Stadtreinigung, er regelt im Büro die Finanzen. Inzwischen ist er in Frühpension gegangen, auf eigenen Wunsch. Vor ein paar Jahren hat er einen Herzinfarkt erlitten, er muss auf seine Gesundheit achten und zu viel Umtrieb vermeiden. Biermanns Mutter Marlies arbeitet einige Jahre als Apothekenhelferin, sie verliert ihre Arbeitsstelle, sie hat keine andere mehr gefunden. Sie geht seitdem putzen, um die Haushaltskasse aufzubessern. Große Sprünge können sie sich nicht leisten, Andreas wächst in bescheidenen Verhältnissen auf, aber »wohlbehütet«, wie er sagt. »Die Eltern haben immer versucht, unsere Wünsche zu erfüllen, auch wenn das nicht einfach für sie war.« Zumindest an den wichtigen Terminen, an denen Kinder Geschenke erwarten, werden sie nie enttäuscht. Die Kinder fühlen sich geborgen. Wenn Biermann heute von seinen Eltern spricht, kann man die Dankbarkeit in seiner Stimme hören. »Sie haben uns viele Werte vermittelt.«

Es ist kein Lebensentwurf, der viele Überraschungen vorsieht. Es ist ein Leben, das sich an bescheidenen Möglichkeiten orientiert. Für alles gibt es Regeln, alles hat seinen Platz. Den Urlaub verbringt die Familie oft in Bremen, wo einer von Andis Großvätern lebt. Seine Tante lebt in Spandau im Block gegenüber, nur wenige Meter entfernt. Von der Balkonreling gehen oft ein paar Sprüche rüber und schwappen zurück. Alltag in Spandau, flapsig und unkompliziert. »In Spandau war alles Durchschnitt«, erinnert sich Biermann. »Es war nicht besonders schön und nicht besonders hässlich. Aber es war Zuhause.« In der Familie kennt man keine Extreme, es gibt keine besonderen Leidenschaften oder Laster. Nur beim Fußball werden die Männer im Hause Biermann lebhaft. Es gibt selten Streit, es herrscht selten Ekstase. Die Gefühlslandschaft ist überschaubar gestaltet. Bei den Biermanns werden keine großen Gefühle beschworen und ausgetauscht. Es ist, als ob sie in eine unsichtbare Hülle gepackt wären, die sie daran hindert, zu intensive Gefühle zu zeigen. Es ist eine Sphäre der Mittelklasse, in allen Bereichen. »Wir haben trotzdem ein gutes Verhältnis gehabt, aber es war oberflächlich. Wir haben nur sehr ungern über unangenehme Dinge geredet.«

Als Biermann in die Pubertät kommt, hat er den anderen ohnehin nicht viel zu sagen. Das erwartet niemand, es ist ein friedliches Nebeneinander-her-leben, das funktioniert. Andi sitzt in seinem kleinen Zimmer, in dem ein Holzschrank steht und ein Computer, auf dem er Fußballmanager spielt. Er trägt Jogginghosen und ein Fußball-Trikot. Wenn er lächelt, dann verlegen. In sein Gesicht hat eine hartnäckige Akne ihre Spuren gefräst. Biermann merkt, wie er angestarrt wird. Auch von

Fremden, wenn er mit dem Bus unterwegs ist oder mit der Stadtbahn. Wenn er in der Schule aufgerufen wird, lachen die Mitschüler schon, bevor er einen Ton sagen kann. Wenn er an die Tafel muss, wissen alle schon vorher, was gleich passieren wird: Er wird vorne stehen mit dunkelrotem Kopf, das Einzige, was er heraus bringen wird, ist ein Gestotter. Dabei ist Biermann kein schlechter Schüler, er belegt in den Leistungskursen Mathematik und Sport, sein Abitur wird er mit einem Notendurchschnitt von 2,2 bestehen. Biermann kapselt sich ab, er lenkt sich ab an der Spielkonsole, versucht, nicht nachzudenken. In einer Ecke seines Zimmers stehen ein paar Fußballpokale, an der Wand hängt ein Wimpel. Mehr braucht er nicht in seinem Zimmer. Er ist zufrieden, wenn man ihn in Ruhe lässt, andere Ansprüche hat er zurückgeschraubt.

Seine Eltern wissen nicht, wie er leidet. Andreas redet nicht über die Schikanen, denen er draußen ausgesetzt ist. Er möchte seine Eltern nicht damit belasten. Er hat es sich angewöhnt, Probleme selbst zu lösen. Negatives wird verschwiegen, es wird weggedrängt. Mitleid ist das, was Biermann am wenigsten möchte. Biermann bewegt sich in einem Modus der gezügelten Gefühle. Er lässt weniger Emotionen zu, auch um weniger Schmerz zu fühlen. »Ich habe es mir früh angewöhnt, keine Gefühle und keine Schwäche zu zeigen«, weiß Biermann heute. »Ich habe sehr viel in mich rein gefressen und bin da auch emotional abgestumpft.«

Es ist oft eine Aneinanderreihung von Demütigungen und Peinlichkeiten, die Biermann durch die Woche treibt. Er versucht auszuhalten, was kaum auszuhalten ist. »Ich habe es verdrängt, wie schlecht das alles ist. So dass ich funktionieren konnte«, sagt Biermann. Gefühle versucht Biermann auszublenden, weil er »sie nicht ertragen kann«.

Biermann ist sensibel, er ist verletzt, sein Konto an erlittenen Demütigungen ist randvoll gefüllt. Viel mehr hat dort nicht Platz. Er pendelt zwischen Extremen: Draußen wird er verspottet und gedemütigt, zuhause werden alle übertriebenen Emotionen vermieden, Unangenehmes wird bei Gesprächen ausgespart. Man lebt auf engem Raum, versteht sich gut und hält doch Distanz. Es ist ein seltsam gedämpftes Leben, mit gezügelten Gefühlen, das nur vom Fußball aufgebrochen wird.

Flucht in das Traumschloss

Andreas Biermann hat nur wenige Freunde außerhalb des Fußballs. Wenn der Metallkäfig in der Nachbarschaft leer bleibt, in dem er gerne nach der Schule Fußball spielt, dann sitzt er meistens alleine in seinem Zimmer. Wenn er sich konzentriert, dauert es nicht lange, bis sich eine Traumwelt auftut, in die er abtauchen kann. In dieser Welt ist er stark, da besteht er Abenteuer wie He-Man, der Actionheld mit dem Zauberschwert. In seinem Zimmer baut Biermann eine Burg auf, in der He-Man regiert. Er kann das Zauberschwert nach oben ziehen und vernichtend nach unten fallen lassen. Es fällt oft nach unten. Im Kinderzimmer herrscht keine Ohnmacht, hier werden keine Außenseiter, keine Rothaarigen gedemütigt. He-Man und Biermann sind Verbündete, im Kampf für die Kleinen, Schwachen und Geächteten. Wer sich widersetzt, den trifft das Zauberschwert. Abends muss He-Man auf den Schrank, von hoch oben wacht er über das Kinderzimmer. Morgens muss ihn die Mutter gleich wieder herunterholen, sobald Andi aufgewacht ist. Ein paar Jahre später baut Biermann sich einen Wrestling-Ring auf mit Figuren wie Hulk Hogan. Der schmächtige Junge umgibt sich mit starken Figuren und wilden Fantasien, in denen sich die Machtverhältnisse umkehren. In dieser Welt ist er stark und unverwundbar.

Es muss einer dieser Nachmittage in der Falkenseer Chaussee gewesen sein, als sich Andreas Biermann in einen seiner Träume flüchtet. Biermann fällt es leicht, seine Gedanken auf Reisen zu schicken. Dort wo er ankommt, ist es allemal besser als in Spandau, wo er als Pumuckl geärgert wird. Wo alle etwas an ihm auszusetzen haben, wo alle etwas an ihm finden, was belächelt und gehänselt werden muss. Er muss sieben Jahre alt gewesen sein, da macht sich ein Gedanke in ihm breit, der sich so fest verankert, dass er ihn nicht mehr loslassen wird. Andreas Biermann will seinen Eltern ein Haus schenken, in dem sie ohne Sorgen zusammen leben können. »Das war als Kind mein größer Wunsch, er ist immer mehr zu meinem Lebenstraum geworden«, erzählt Biermann. »Wir sind sehr bescheiden aufgewachsen, konnten uns selten etwas leisten. Das wollte ich unbedingt ändern.« Biermann ist eines der Kinder, das zuerst an seine Eltern denkt. Und dann erst an sich. Der Gedanke, dass sie jeden Monat einen Großteil ihrer Einkünfte für Miete ausgeben müssen, wurmt den jungen Biermann ungemein.

Anfangs sind es Gedanken, die ihm über den Nachmittag helfen. Planspiele, die nicht umgesetzt werden müssen. Außerhalb der Stadt müsste das Haus sein, auf keinen Fall in Spandau, bei Berlin. Spandau ist kein Terrain, auf dem sich Kinderträume verwirklichen lassen. Biermann ist ein großzügiger Bauherr, es soll an nichts mangeln. In seiner Vorstellung hat das Haus dicke Mauern, es hat mehrere Stockwerke, es ist endlich genügend Platz da. Um das Haus ist ein großer Garten angelegt, ein kleiner Park, da stehen Bäume, auf dem Rasen kann er Fußball spielen. Hier ist auch Platz für Tiere, die er sich in Spandau nicht halten darf.

Das Haus ist von allen Seiten geschützt, es ist eine kleine Trutzburg, hier kann sie niemand belangen. Hier ist alles so, wie Biermann es will. Friedlich, harmonisch. Hier gibt er die

Regeln vor. In seinem Traumhaus ist die Welt heil, es ist der Blankoscheck auf ein sorgenfreies Leben. Stundenlang kann Biermann an der Architektur einer glücklichen Zukunft werkeln. Es ist ein Gebilde, das Form annimmt, in Gedanken.

Als er merkt, dass er »im Fußball, wo man sehr viel Geld verdienen kann«, sehr viel besser ist als andere, wird der Traum vom Haus zu seinem festen Antrieb. Zu einer Vorstellung, von der sich Biermann nicht mehr lösen kann. Andreas Biermann hat nur noch einen großen Traum: Fußball-Profi zu werden und seinen Eltern dieses Haus zu schenken. Aus der Immobilie wird die Vorstellung von einer besseren Welt, ein Symbol für die Zukunft, um die Biermann kämpfen will. Die Dimensionen und Ansprüche verändern sich. Aus dem Haus wird im Laufe der Jahre ein Traumschloss, aus dem kindlichen Wunschtraum wird Ernst. Für Andreas Biermann wird es zur Pflicht, das Traumschloss in Steinen entstehen zu lassen. Es ist eine Aufgabe, die er lösen will, die er lösen muss. Die Fantasie, die in Kindertagen in seinem Kopf herumspukt, wird mit den Jahren zur Obsession.

Als der FC St. Pauli am 16. Oktober 2009 bei Rot-Weiß Oberhausen antritt, steht Andreas Biermann im Kader. Die Mannschaft reist schon einen Tag vorher an und übernachtet im Hotel, Biermann teilt sich ein Zimmer mit Rouwen Hennings. Der Stürmer schläft, Biermann liegt mal wieder wach und spielt bis fünf Uhr morgens auf dem Laptop Fußballmanager. Er geht davon aus, dass er nicht zum Einsatz kommt, schlafen kann er ohnehin kaum noch. Doch Biermann wird eingewechselt, St. Pauli gewinnt. Er ist sechs Minuten lang dabei. Seine Mitspieler klatschen mit ihm ab und umarmen ihn. Aber es ist ihm egal, er empfindet nichts anderes als nach einer Niederlage.

Er feiert mit und fühlt sich dabei wie eine Puppe. Er tanzt nur mit, um nicht aufzufallen. Wenn die anderen in die Höhe springen, springt auch er hoch und reißt die Arme nach oben wie ein Hampelmann. Wenn die anderen singen, stimmt er mit ein. Es kommt Biermann so vor, als ob er sich zuschauen könne wie einem Fremden. Es ist sein letztes Spiel als Fußballprofi. Aber das ahnt er noch nicht.

Kapitel 2
Biermann und der Ball

Am Spielfeldrand stehen Zuschauer und grinsen. Zu komisch wirkt der rothaarige Knirps, der immer mehr die Fassung verliert und mit den Tränen kämpft. Der den Ball aus dem Netz holt und wegwirft und dabei schluchzt. Der darauf wartet, dass ihn endlich jemand aus diesem Fußballtor befreit. Sie hätte nicht schlimmer, sie hätte nicht peinlicher beginnen können, die Fußball-Karriere des Andreas Biermann. Als er sich Schwarz-Weiß Spandau anschließt, ist Biermann sechs Jahre alt, ein Knirps mit feuerroten Haaren, kleiner und schmächtiger als die anderen Kinder, die bei Schwarz-Weiß über den Rasen tollen. Platz für ihn ist nur im Tor, da will sonst keiner rein. Die anderen wollen alle auf den Kunstrasen, der besser aussieht als er sich bespielen lässt. Auf dem Rasenplatz, der hinter dem Kunstrasen liegt, darf nur die Herrenmannschaft spielen. Die Kinder trainieren auf dem Kunstrasen, der hart ist wie eine geteerte Straße.

Auch Andreas Biermann will Feldspieler sein, wie die anderen dem Ball hinterher rennen, im Geknäuel der kleinen, flinken Körper. Aber Andi wird in einen knallgelben Sweater gesteckt und in eine viel zu lange und viel zu dick gepolsterte schwarze Trainingshose, die er wie ein Rüstung trägt. Sie zieht ihn nach unten, wenn er nach hohen Bällen greifen will, kommt er nicht richtig nach oben. Mit den riesigen Handschuhen könnte man vielleicht Schneemänner formen, aber Bälle fangen? Was Biermann trägt, ist die Ausstattung für Verlierer, zumindest an diesem Spieltag, einem Samstag.

Biermann ist damit beschäftigt, die Bälle aus dem Netz zu holen. Die schlagen dort so häufig ein, dass er vergisst mitzuzählen. Mit seinen linkischen Bewegungen weiß er nicht, wie er die Blamage verhindern könnte. Er ist kein Torwart, er hat nie trainiert, wie man Tore verhindern kann. Wie man einem Stürmer den Weg verstellt. Andi, knapp sieben Jahre, nimmt sich das Debakel zu Herzen, immer wieder wandert sein Blick nach rechts, wo unter den Zuschauern seine Eltern stehen. Dort sucht er Halt, dort sucht er Schutz. Aber seine Eltern können ihm nicht helfen. Wer im Tor steht, ist alleine. Das gilt schon bei den Kindern.

»Halt doch mal einen fest«, ruft einer der Zuschauer. »Nehmt doch endlich mal den Torwart raus«, brüllt ein anderer. Geduld kennt auch der kleine Fußball nicht. Schwarz-Weiß bricht auseinander, der Gegner hat leichtes Spiel. Die Vorführung will nicht enden. Es ist, als ob immer wieder dieselben Szenen abgespielt würden, eine endlose Wiederholung der Unterlegenheit. Manche Spiele dauern so lange, dass man sie ein Leben lang nicht mehr vergisst. Dieses ist eines davon. Als der Schiedsrichter abpfeift, hat Biermann 14 Tore reingelassen, es steht 14:0 für den Gegner. Bei Biermann brechen nach dem Schlusspfiff alle Dämme. Er heult hemmungslos, seine Eltern können ihn kaum beruhigen. »Das war mir so peinlich, da zu weinen. Aber ich habe es nicht verhindern können«, sagt Biermann heute noch. Es ist ihm so unangenehm, dass er sich vornimmt, nach außen keine Schwäche mehr zu zeigen. Er ist noch keine sieben Jahre. Ab jetzt will er im Fußball nur noch stark sein.

Biermann fängt an zu trainieren, wann immer er kann. Er trainiert auch gegen das Gefühl der Schwäche. Gegen das Gefühl der Ohnmacht, die grinsenden Gesichter am Spielfeldrand, die feixenden Erwachsenen. Ins Fußballtor muss er nur noch einmal zurückkehren, nach gerade mal zwei Spielen haben alle erkannt, dass der Job des Torwarts nicht seine Be-

stimmung ist. Bald darauf trägt er das weiße Trikot der Feldspieler zur schwarzen Hose. Er verbringt jede freie Minute auf
dem Bolzplatz. »Es gab nur Schule, Essen und Fußball. Erst
auf dem Bolzplatz, dann bei Schwarz-Weiß Spandau«, erinnert sich Biermann. Dort wird er von Christian und Martin
Schalow trainiert, drei Jahre lang, erst in der E-Jugend, danach
in der D-Jugend. »Nach dem Training haben wir Technikvi-
deos angeschaut. Das hat mich total begeistert. Das war sehr
motivierend und sehr prägend«, erzählt er. Es sind Szenen von
Spielern wie Diego Maradona, der verrückte Kunststücke mit
dem Ball vollbringt, die Biermann sich immer wieder anschaut.
Maradonas Körper ist wie ein Instrument, das er dem Ball zur
Verfügung stellt.

Nur wenige Meter von Biermanns Wohnung entfernt liegt
der Bolzplatz, auf dem Andi immer zu finden ist. Auf den
Grünflächen zwischen den Wohnblocks dürfen die Kinder
nicht spielen, die werden gepflegt, damit niemand sie betritt.
Der Bolzplatz ist nicht allzu groß geraten, ein Metallzaun hält
ihn zusammen. Es ist ein Käfig, den die Kinder freiwillig betreten und erst wieder verlassen, wenn die Mütter nach ihnen rufen, mit belegten Stimmen, in denen Ärger mitschwingt. Weil
die Jungs beim Fußball mal wieder die Zeit vergessen haben
und das Essen auf dem Tisch kalt geworden ist. Dann wird der
letzte Angriff noch abgeschlossen, das letzte Tor erzielt und
abgeklatscht. Gleich nebenan ist der Kindergarten, den Andi
besucht hat. Dahinter steht ein grauer Wohnklotz, Ausdruck
brachialer Architektur, in die Menschen auf Etagen einsortiert
werden wie in Schubladen. Richtige Tore hat der Käfig nicht
bekommen, da wurde am entscheidenden Punkt gespart. Aber
die Kinder wollen Tore haben, unbedingt. »Sonst macht es keinen Spaß«, sagt Biermann, »ich musste beim Fußball immer
das Ziel vor Augen haben.«

Irgendjemand hat mit brauner Farbe Tore auf den Metallzaun gemalt, mehr braucht es nicht, um den Ball dort unter zu bringen, wo er hingehört. Das Geräusch, wenn er ein Tor erzielt hat, wenn Leder gegen Metall schlägt, hat Biermann noch immer in den Ohren. Der Boden des Fußballfeldes ist aus Stein, wer hier fällt, tut sich weh. An einigen Stellen hat sich der Steinboden nach oben gewölbt, es ist ein anspruchsvoller und tückischer Parcours, um den Ball zu kontrollieren und zu führen. Mit André, Yener und Mario bildet Andi ein Team, das oft gegen ältere Jungs antritt. Andi lernt schnell, nicht hinzufallen. Wenn er den Ball hat, muss er schnell sein und ihn so verwerten, dass er möglichst keinen Körperkontakt zu den Gegenspielern hat. Es ist eng, ist der erste umspielt, stellt sich schon der nächste in den Weg. Andi lernt hier, Probleme spielerisch zu lösen. Wer hier grätscht, hat offene Beine, hat blaue Flecke. Die meisten Kinder hinken mit blutenden Knien nach Hause. Technik ist hier gefragt, wenn man gewinnen will. Biermann gehört fast immer zu den Siegern, er scheint über den Boden zu schweben, den Ball eng am Fuß. Den Metallzaun nutzt er als Bande, Biermann schneidet den Ball so an, dass er wieder zu ihm zurückfindet. Er ist der kleine König auf dem Spandauer Steinplatz. Auf diesem harten, welligen Boden verfeinert er seine Technik, seine Spielweise. Auch gegen Ältere setzt er sich durch, obwohl er immer noch schmächtiger ist als die anderen. Aber er ist auch schneller am Ball und geschickter. Verschwitzt und glücklich läuft er aus dem Fußballkäfig nach Hause, die Sonne hat längst ihre letzten Strahlen ausgeschickt.

Andreas Biermann ist neun, als auch den Verantwortlichen bei Schwarz-Weiß Spandau auffällt, dass er talentierter ist als die anderen Spieler. Er wird immer mehr zum Ausnahmetalent in diesem kleinen Verein. Biermann ist Linksfuß, technisch stark, enorm schnell, er schießt die meisten Tore. In der D-Jugend, wo er als Spielmacher eingesetzt wird, sind es über 30 in einer Saison. An Ostern richten die Spandauer immer ein Turnier aus, Biermann zählt regelmäßig zu den besten Spielern, oft posiert er stolz mit dem Pokal, den nur der beste Torschütze erhält. Nach Siegen trinken die Kinder Fassbrause aus dem Stiefel, von einem der Erwachsenen spendiert, in der Kneipe gegenüber. Dann muss Biermann, der Kapitän, aufstehen und sich bedanken. Seine Begabung spricht sich herum, die Nachbarn passen am Wochenende Andi am Fahrstuhl ab, neugierig darauf, wie er sich geschlagen hat. »Andi, haste wieder gewonnen, wa?«

Plötzlich ist Biermann beliebt, unverzichtbar, der Fußball gibt ihm Möglichkeiten, einen Status, den er vorher nicht kannte. Der gehänselte Pumuckl wird zum lokalen Helden. »Da habe ich gemerkt, dass Fußball für mich enorm viel bedeutet, weil ich dadurch sehr viel Anerkennung bekommen habe. Weil ich so gut war, habe ich auch sehr viele Freunde aus diesem Kreis gefunden. Die anderen haben zu mir aufgeschaut.« Im Fußball ist er etwas wert, da wird er gebraucht. Dort sind die Verhältnisse anders als in der Schule und auf Spandaus Straßen.

Der Fußball korrigiert die Schieflage, in der er sich befindet. Fußball bedeutet viel mehr für ihn als für andere. Er ist Zufluchtsort, er ist wie ein Sanatorium, hier kann er Kraft und Selbstbewusstsein tanken. Hier kann er die Verletzungen an seiner Seele auskurieren, die er sich außerhalb einhandelt. Im Fußball, da ist er erfolgreich, da lacht er, nur da ist er glücklich. »Wenn wir den Andi elf Mal hätten, würden wir nie verlieren.« Dieser Spruch ist oft zu hören bei Schwarz-Weiß Spandau. Mit zwölf Jahren wird Andreas Biermann zum ersten Mal in die Berliner Auswahl berufen, als Einziger aus einem kleinen Verein. Die anderen kommen von Hertha BSC, von Hertha

Zehlendorf, Tennis Borussia Berlin oder den Reinickendorfer Füchsen. Es dauert nicht lange, bis die großen Berliner Klubs ihn verpflichten wollen, sie reißen sich um ihn. Biermann ist ein Geschenk für jeden Trainer: Ein überragendes Talent, ein intelligenter Spieler, der sich in den Dienst der Mannschaft stellt, der sozial denkt und keine Allüren kennt. Der Fußball liebt, mehr als alles andere.

Biermanns Vater Gernot unterstützt seinen Sohn, wo es geht. Auch er ist verrückt nach Fußball. Gernot Biermann hat sich als Spieler und Schiedsrichter versucht, ohne besonders aufzufallen. Jetzt fördert er das Talent seines Sohnes. »Er hat mich aber nie unter Druck gesetzt und zum Spielen gedrängt«, erzählt Biermann. »Ich hatte jederzeit die Freiheit, mit Fußball aufzuhören. Aber das war nie ein Gedanke. Alle wussten, dass Fußball alles für mich ist.« Gernot Biermann begleitet seinen Sohn mit dem Auto zu den Spielen. Als Andreas in der Berliner Auswahl spielt, begleitet er ihn auch nach Duisburg, wo ein Turnier der Ländermannschaften stattfindet. Gernot Biermann nimmt sich ein Zimmer, um bei seinem Sohn sein zu können.

Immer wieder bekommen die Biermanns Besuch, es sind Jugendtrainer der bekannten Berliner Klubs. Im Wohnzimmer bekommt die Familie zu verstehen, dass es ihr Schaden nicht sein soll, wenn Andreas sich ihrem Verein anschließt. Es hätte viele Vorteile, den Klub zu verlassen. Woanders sind die Plätze besser, bei Schwarz-Weiß sind die Umkleidekabinen zu eng, für ein Klubheim ist kein Geld da. Vor allem könnte Biermann gezielter und intensiver trainieren bei einem der großen Klubs. Aber Andreas Biermann will Spandau nicht verlassen. Schwarz-Weiß ist seine kleine Insel, seine Zufluchtstätte. Geld bekommt Biermann nicht, er bezahlt monatlich den Vereinsbeitrag, bei anderen Vereinen hätte er mit seinem Spiel Geld verdient. »Mir ging es nicht darum, Berliner Meister zu werden. Mir ging es um das Spielen, das hat mir so viel Spaß gemacht bei diesem Verein.« Bei Schwarz-Weiß hat er alle Freiheiten, die er braucht.

Auf dem Spielfeld hat er den Instinkt, das Feingefühl, was er außerhalb vermissen lässt. Auf dem Fußballfeld kann er alle Fesseln sprengen. Sie sind nicht wiederzuerkennen, die beiden Biermanns, der mit und ohne Ball. Der eine ist ein gehemmter unsicherer Heranwachsender, der andere ein selbstbewusster Künstler, der die anderen anführt. Biermann entwickelt sein ganzes Geschick auf dem Fußballplatz, außerhalb geht vieles schief, was er anpackt. Beim Fußball weiß er etwas mit seinem Körper anzufangen, den er sonst trägt wie eine schlecht sitzende Klamotte. Große Gefühle spart sich Biermann für den Fußball auf. Als in der B-Jugend im Pokalderby der Spandauer BC zu Besuch ist, steht es wenige Minuten vor dem Abpfiff 0:0. Der Trainer nimmt Biermann kurz zur Seite. »Wenn jetzt noch einer ein Tor machen kann, dann bist es du.« Biermann geht zurück auf den Platz und trifft. Es sind Momente, da schreit er seine ganzen Emotionen heraus. Er fällt auf die Knie, ballt die Fäuste und brüllt.

Fußball ist sein Kokon, sein Schutzschild. Wenn er Leistung bringt, ist er unanfechtbar. Wenn er den Fußballplatz aber verlässt, verliert auch dessen Zauber seine Wirkung. Er wird wieder zu Pumuckl, unsicher und befangen. Im Umgang mit Mädchen ist er ungeschickt. Biermann wird groß im Schatten des Balles, er lernt es, seine Gefühle mit ihm auszudrücken. Biermann will nur dort sein, wo ein Ball aufspringt. Das Glück ist: Biermann und der Ball.

In die Enge getrieben

»Schon wieder Post vom Verband«, begrüßt Marlies Biermann ihren Sohn, als der den Lederball aus dem Rucksack
nimmt, wie immer, wenn er von der Schule nach Hause kommt.
Andreas Biermann nimmt immer einen Ball mit in die Schule,
er ist so wichtig wie alle Bücher zusammen. Frau Biermann hat
sofort den schwarzen Bären auf dem Briefumschlag erkannt,
das Wappentier Berlins. Andreas Biermann ist 15, als er wieder mal eine Einladung vom Berliner Fußball-Verband erhält.
Er ist einer der wenigen Spieler, die noch bei einem Stadtteil-
klub wie Schwarz-Weiß Spandau spielen. Fast alle laufen für
die großen Berliner Vereine auf. Biermann hat zwar regelmäßig
Angebote vorliegen, aber er scheut den Schritt aus dem kleinen
Spandau zu einem der Großklubs. Biermanns Talent ist größer
als sein Selbstvertrauen. Oft werden vier, fünf Spieler von Hertha BSC, aus Zehlendorf, von Tennis Borussia oder von den
Reinickendorfer Füchsen in die Auswahl berufen. Die Trainer
setzen auf Blockbildung. Die Spieler kennen sich aus den Vereinen, sie wissen, wie sie sich auf dem Fußballplatz bewegen,
das spart Zeit, um sich abzustimmen. Im Sommer 1995 werden die Jugendlichen zu einem Trainingslager an den Wannsee
eingeladen, in Kleingruppen reisen die meisten Jugendlichen
an, Biermann kommt alleine mit seiner Sporttasche. Als guter
Fußballer wird Biermann in der Auswahl anerkannt, aber er
hat keinen Sonderstatus mehr wie in Spandau. Er ist eines von
zwei Dutzend Talenten in diesem Jahrgang. Wenn er sein Fuß-
ballrevier verlässt, ist er auf sich gestellt.

Es ist Sommer, das Training treibt den Jugendlichen den
Schweiß aus den Poren. Nach einer der Trainingseinheiten
gehen sie zum Schwimmen an den Wannsee. Pubertierende
Jungs, Milchbärte, die miteinander balgen, versuchen, ihren

Platz in der Gruppe zu finden und zu verteidigen. Die Jungs sind laut, der Umgangston ist rau. Biermann wirkt unter ihnen wie ein Gastspieler, der nicht weiß, ob er bleiben darf oder weggeschickt wird. Ausgelassen springen die anderen ins Wasser und albern herum. Es dauert nicht lange, bis Andreas Biermann mit seinen roten Haaren auffällt und seiner Haut, bleich wie ein Bettlaken. Biermann ist dünn, für sein Alter zu dünn, die Knochen drücken durch die Haut. »Guckt euch das mal an, wie das aussieht«, schreit einer der Jungs und zeigt auf Biermann. Bald brüllen alle los und zeigen auf ihn, Biermann merkt, wie die Stimmung sich immer mehr aufheizt und gegen ihn richtet. Wie er dagegen angehen könnte, weiß er nicht. Biermann schwimmt so lange, bis seine Arme schwer werden. Fluchtmöglichkeiten hat er keine, er bleibt so lange im Wasser, bis er keine Kraft mehr hat und Angst hat unterzugehen.

Als er aus dem Wasser steigt, stehen die anderen schon da und verspotten ihn. »Da kommt der weiße Hai«, rufen seine Mitspieler. Es sind nur wenige Meter, die er zurücklegen muss durch dieses Spalier aus feixenden Jugendlichen. Aber er stockt noch heute, wenn er davon erzählt, so unangenehm ist die Erinnerung. Minutenlang spürt er den Spott und die Ablehnung in seinem Gesicht, auf seiner Haut brennen. Biermann hat Tränen in den Augen und rote Flecken im Gesicht. Er fühlt sich den anderen ausgeliefert. Wie er sich wehren soll, weiß er nicht. »Ich bin nicht schlagfertig, ich musste es ertragen und in mich rein fressen«, sagt er. Keiner setzt sich für ihn ein. »Ich war der Einzelgänger, ich hatte keinen Schutz.«

Andreas Biermann ist verletzt und beschämt. Er fühlt sich so erniedrigt, dass er anderthalb Jahre die Einladungen zur Berliner Auswahl ablehnt. Doch es fällt ihm schwer. Fußball ist alles für ihn, seine einzige Bühne, auf die er nun freiwillig verzichtet. Die Gründe, die er dem Verband, im Verein und seinen

Eltern mitteilt, sind vorgeschoben: Er wolle sich auf die Schule konzentrieren. Es steht fest, dass er das Abitur ablegen wird. Dabei ist Biermann ein guter Schüler, der es schafft, die Schule und den Fußball zu verbinden, ohne dass seine Leistungen darunter leiden. Aber schon der Gedanke, dass sich eine solche Szene wiederholen könnte, lässt Panik in ihm aufsteigen.

Biermann fühlt sich in die Enge getrieben, es sind Szenen, die sich in seinem Kopf festsetzen, die seinen Hass auf das Leben schüren. »Da war es wieder dieses Gefühl der Hilflosigkeit, das ich während meiner ganzen Kindheit gespürt habe. Ich wollte so etwas nicht mehr ertragen«, sagt Biermann. Die Demütigungen haben ihn auch im Fußball eingeholt.

Auch außerhalb des Fußballfeldes verstärken sich die Konflikte, die ihn hin und her schlingern lassen. Wenn die anderen sich im Schwimmbad treffen, sitzt Biermann zuhause in seinem Zimmer und träumt davon, ein Fußballstar zu sein. Das Schwimmbad meidet er, niemand soll seinen weißen Körper sehen. Wenn er mal ins Schwimmbad mitgeht, lässt er sein T-Shirt an. Wenn die Jungs mit den Mädchen ausgehen, ist er nicht dabei. Wenn sie von den ersten Küssen und Umarmungen erzählen, hört er weg. Das Prickeln, die freudige Unruhe, die er bei den Gleichaltrigen spürt, kann er nicht teilen. »Die anderen hatten ihre ersten Freundinnen. Mein Name fiel nie, wenn es darum ging, wer sich in wen verliebt hatte.«

Mädchen, die seinen mühsam geregelten Gefühlshaushalt durcheinanderbringen könnten, spielen keine Rolle. Biermann meidet sie, wie ein ansteckendes Virus. Er ist introvertiert und ruhig. Er ist zu schüchtern, um Mädchen anzusprechen oder gar mit ihnen zu flirten. Sein einziges Interesse gilt dem Fußball. »Welches Mädchen möchte Zeit verbringen mit einem Typen, der nur Fußball im Kopf hat?«, fragt Biermann heute. »Ich war ein absoluter Spätzünder, was Frauen angeht. Ich hätte Angebote gar nicht wahrgenommen, weil ich nicht wusste, was die von mir wollen. Ich habe nur Ablehnung erfahren, ich war der Loser.«

Biermann bleibt in der Familie und im Fußballklub. Warum soll er rausgehen, wo andere darauf warten, ihm weh zu tun? Oft besucht die Familie am Wochenende die Verwandtschaft, die vielen Onkel und Tanten in Spandau und Umgebung. Da weiß er, dass nichts Unerwartetes und Unangenehmes geschieht. An der Kaffeetafel wird sich unterhalten, auch darüber, dass Andi ein guter Schüler ist und sich im Fußball sogar außerordentlich gut macht. Da steht er im Mittelpunkt, die Kaffeerunden geizen nicht mit Lob und Anerkennung.

Auf Fotos aus seiner Kindheit und Jugend wirkt Andreas Biermann oft verloren. Er hat etwas Weiches, Verletzliches. »Wenn ich diese Fotos anschaue, verstehe ich, dass die anderen sich auf mich gestürzt haben«, weiß Biermann heute. »Ich biete verdammt viel Angriffsfläche.« An seiner Konfirmation trägt Biermann dichte und ziemlich lange Stehhaare. Eine Frisur, für die man Selbstvertrauen benötigt. Sie strebt nach oben, so auffällig, als ob ein Friseursalon ihm eine Prämie dafür bezahlt hätte, für die Haarfarbe Kupferrot zu werben. Seiner Mutter gefallen die roten Stehhaare, Biermann hasst sie, aber er traut sich nicht, etwas zu sagen. »Ich war völlig verunsichert und unselbständig. Ich wollte nicht auch noch mit meiner Mutter anecken.« Auf manchem Foto schaut er auch trotzig und gereizt. Man sieht ihm an, dass er sich nicht mag. Eine zerstörerische Kraft blitzt in seinen Augen.

Von Spandau zum Hauptstadtklub Hertha

Die beiden Körper prallen aufeinander, sinken langsam zu Boden und bleiben liegen. Es ist ein Zweikampf, wie er ihn schon hundert Mal geführt hat. Als Andreas Biermann aufstehen will, gehorcht ihm der rechte Arm nicht mehr. Er hängt an ihm herunter wie ein fremdes Körperteil. Biermann denkt sich nicht viel dabei, als er sich im ersten A-Jugend-Jahr zum ersten Mal ernsthaft verletzt. Biermann kugelt sich die rechte Schulter aus. Es ist nur ein kleiner Rückschlag, sagt er sich. Bald wird er wieder auf dem Platz stehen. Biermann wird operiert und muss drei Monate pausieren. Inzwischen ist klar, dass Biermann Schwarz-Weiß Spandau verlassen muss, wenn er im Fußball nicht nur eine Vorstadtlegende werden will. »Ich kam in den Bereich, wo man nicht nur ein Taschengeld verdienen konnte, sondern richtiges Geld«, erzählt er. »Ich musste wechseln und wollte versuchen, mich als Profi durchzusetzen. Ich musste zu einem Verein, wo die erste Mannschaft in einer der höchsten Ligen spielt.«

Biermann ist beinahe 17, als er im Sommer 1997 in den älteren Jahrgang der A-Jugend zum Bundesligisten Hertha BSC Berlin wechselt, zum Hauptstadtklub. Zwölf Jahre hatte er in Spandau gespielt, sich erst spät zum Wechsel entschlossen. Trainer Heiko Glöde hatte sich intensiv um Biermann bemüht und auch dessen Eltern von einem Wechsel überzeugt. Der große Traum, Profi zu werden, ist greifbar nahe. Biermann verdient 630 Mark im Monat, es ist sein erstes selbst verdientes Geld, mit dem er auch den elterlichen Haushalt unterstützt. Mit dem Wechsel in die Stadtmitte wechselt Biermann auch in die höchste Spielklasse, Schwarz-Weiß Spandau war eine Klasse tiefer am Maximum angekommen. Oft wird Biermann von seinem Vater zum Training gefahren und wieder abgeholt. Sie müssen durch die halbe Stadt fahren, was dauern kann, wenn der Verkehr anschwillt und zum Hindernis wird.

Bei Hertha beglückwünschen sie sich zu diesem Transfer. Biermann bringt den Ruf mit, ein schmächtiger Wunderknabe zu sein. Hoch veranlagt, im Fußball frühreif. Biermann ist für die A-Jugend vorgesehen. Er rückt aber schnell zu den Hertha-Amateuren auf, wo er Stammspieler und Leistungsträger wird. Trainer ist Falko Götz, der von Co-Trainer Dirk Schlegel unterstützt wird, einem früheren Nationalspieler der DDR. Gleich im ersten Spiel kann er überzeugen, die Medien fragen sich erstaunt, wer dieser Techniker ist, der im Stile eines Sprinters die Außenbahn hoch und runter läuft. Gegen Sachsen Leipzig erzielt er sein erstes Tor im Männerfußball, es ist ein Freistoß, den er mit links und mit Wucht in den Winkel zirkelt. Das Geräusch, als der Ball in den Winkel rauscht, ist deutlich zu hören. Anschließend läuft Biermann zu Falko Götz, der ihn in die Arme schließt.

Andreas Biermann kommt fast nur noch bei den Amateuren zum Einsatz, »was auch eine Auszeichnung war, wir bekamen Punktprämie, was wir in der A-Jugend nicht hatten«.

Bei Schwarz-Weiß Spandau hatte Biermann vor drei Dutzend Zuschauern gespielt, jetzt kommen 3.000, wenn die Hertha-Amateure bei Union Berlin antreten. Biermann nimmt den Unterschied kaum war: Auf dem Spielfeld ist er ruhig und konzentriert, fast wie in Trance. Fast alle seine Gegenspieler sind einige Jahre älter, darunter ehemalige Profis, ausgebuffte Haudegen, die ihren Körper einzusetzen wissen. Biermann ist schneller auf den Beinen, aber er muss seine ganze Kraft investieren, um körperlich dagegen zu halten. Seine Wangen sind stark eingefallen, die Backenknochen treten deutlich hervor. Nach Spielen hat er manchmal stundenlang Bauchschmerzen, weil er sich überanstrengt hat.

Falko Götz, langjähriger Klassestürmer und späterer Bundesligatrainer, fördert Biermann. Er sorgt dafür, dass Biermann bei den Profis mittrainiert, bei denen Jürgen Röber das Sagen hat. Biermann ist der einzige Amateurspieler neben Thorben

Marx, der in der Saison 1997/98 bei den Profis mittrainieren darf. Röber ist nicht als Freund und Förderer junger Nachwuchsspieler bekannt. Aber sein Co-Trainer Bernd Storck hält den Kontakt zu Falko Götz, er weiß, welche Talente sich bei den Amateuren aufdrängen. Bei Röber reicht es manchmal nicht einmal zu einem Gruß für seine Nachwuchsspieler. Vorgesehen war Biermanns Beförderung zu den Profis nicht, aber er setzt sich so gut in Szene, dass auch Röber einwilligt. Als es so gut läuft, ufern auch die Träume aus. Manch einer sieht in Andi Biermann einen kommenden Nationalspieler. »Das wird ein Großer«, sagen sie bei der Hertha, »mit den Anlagen.« Der erste Sommer bei Hertha ist einer, in dem alles möglich scheint.

Bei den Hertha-Amateuren spielt Biermann zusammen mit den späteren Profis Thorben Marx, Benni Köhler und Oliver Schröder. Marx wird Profi bei Hertha, spielt heute in Mönchengladbach. Köhler bei Eintracht Frankfurt. Oliver Schröder stand in Köln und in Rostock unter Vertrag. Andreas Biermann spielt im linken Mittelfeld, jetzt macht ihn sein starker linker Fuß zum Spezialisten. Im zentralen Mittelfeld ist Thorben Marx gesetzt. Biermann ist gierig, von den Profis zu lernen. Da sind Spieler wie René Tretschok, der polnische Nationalspieler Piotr Reiss ist dabei. Und Andreas Thom, Nationalspieler und einer der besten deutschen Stürmer, der 1998 aus Leverkusen zu Hertha gewechselt ist. Es sind Profis, von denen sich Biermann einiges abschauen kann.

Biermann macht noch sein Abitur, als er bei Freundschaftsspielen der Profis zum Einsatz kommt. »Es sah alles danach aus, dass ich oben spielen könnte«, sagt Biermann. Er ist nicht aufzuhalten, so scheint es, auf dem Weg nach oben. Das ist sein Ziel, für das er alles investiert, für das er fast alles andere zurückstellt. Biermann macht Zusatzschichten. Wenn er Zeit hat, trainiert er noch im Fußballkäfig, in dem er groß geworden ist.

Sein einziges Laster sind Süßigkeiten, Biermann ist als Nasch-katze bekannt. Der schnelle Außenspieler wird auch ein Thema bei den Spielerberatern. Biermann bekommt Visitenkarten zu-gesteckt, nach einem Spiel der Hertha-Amateure wird er von Henry Hennig angesprochen, der Biermann immer noch berät. Hennig, der bei Werder Bremen in der Jugend Fußball spielte, ist begeistert von dem, was Biermann auf dem Spielfeld gezeigt hat. »Er war pfeilschnell und hatte ein fantastisches Gefühl für Raum und Zeit«, erinnert sich Hennig. »Er hätte noch auf der Torlinie dribbeln können, wenn es notwendig gewesen wäre. Er hatte etwas ganz Besonderes, was andere Fußballer nicht haben.« Hennig denkt eine Weile nach, bis er sagt: »Für mich hat er Fußball gespielt wie ein Artist, der alles einsetzt. Ein Drahtseilkünstler, der kein Sicherheitsnetz braucht.«

Und in jener Nacht schließen sich alle dunklen Mächte zusammen. Es ist, als ob ein zorniger Mensch in ihm erwacht ist und alle Gedanken und Handlungen bestimmt. Er setzt sich auf in seinem Bett, der Schweiß läuft an ihm herunter, sein T-Shirt hängt tropfnass an seinem Körper. Trotzdem lodert eine mächtige Flamme in ihm, die ihn langsam verbrennt. Seine Blicke flirren wie ein Laserstrahl, die Schlaftablette wirkt nicht mehr, sie lässt ihn allein mit seinen Gedanken, die ihn zermartern. Unten, in einem leer stehenden Stockwerk, hört er Geräusche, Stöhnen und leise Schreie. Er weiß, dass sich da zwei Patienten heimlich treffen. Es ist Sex gegen die Verzweiflung, gegen die Angst, die sie alle knebelt.

Im Bett nebenan liegt einer, den er nicht mag. Im Halbdunkel sieht sein riesiger Kopf und der wulstige Nacken noch gewaltiger aus, wie der Schädel eines Stiers. Er muss weg, irgendwo hin. Er springt auf und geht ans Fenster. Die Gebäude aus roten Klinkersteinen sehen aus, als ob man sie mit frischem Blut angepinselt hätte. Fünfter Stock, mit einem Sprung wäre alles vorbei. Die Fenster lassen sich von innen nicht öffnen, außen sind Metallgitter angebracht. In dieser Nacht gäbe er viel dafür, dieses Fenster öffnen zu können.

Kapitel 3
Verletzliche Wunderknaben:
Sebastian Deisler und Andreas Biermann

26 Vereine wollen ihn, darunter der FC Barcelona, Real Madrid und der AC Mailand. Aber er entscheidet sich für Berlin. Andreas Biermann spielt schon beinahe zwei Jahre für Hertha BSC, als Berlins Manager Dieter Hoeneß am 10. Mai 1999 seinen größten Coup präsentiert: Sebastian Deisler. Er gilt als Jahrhunderttalent, die besten Klubs Europas reißen sich um ihn. Deisler wird in einem Atemzug mit David Beckham und Zinédine Zidane genannt, es ist unglaublich, dass Deutschland so einen perfekten Fußballer hervorbringen kann. Hertha BSC sticht im Transferpoker sogar den mächtigen und finanzstarken FC Bayern München aus, Dieter Hoeneß seinen erfolgreichen Bruder Uli. Bayern-Manager Uli Hoeneß ist es gewohnt, die Spieler aus der Bundesliga zu bekommen, die er haben möchte.

Aber Uli Hoeneß wäre nicht zu einem der mächtigsten Fußball-Funktionäre geworden, wenn er nicht alles daran setzen würde, um diese Schmach vergessen zu machen. Deisler steht zwischen den beiden Brüdern, als Motiv für einen schwelenden Zwist. Uli Hoeneß wird Deisler mit einem Scheck über 20 Millionen Mark nach München ködern, Deisler wird von Hertha-Fans als Verräter beschimpft und bedroht. Es ist eine Situation, der er psychisch nicht gewachsen ist. Für Dieter Hoeneß ist Sebastian Deisler mehr als ein Transfer, er ist der atmende Beweis für Hoeneß' Geniestreich, ein Prestige- und Vorzeigeobjekt. Wenn Deisler gefeiert wird, lässt sich Dieter Hoeneß mitfeiern. Deislers Verpflichtung ist der Start in eine Episode deutscher Fußballhysterie, wie man sie vorher nicht erlebt hat.

Nur am Anfang sieht man strahlende Gesichter, am Ende sind fast alle betreten, Sebastian Deisler ist todunglücklich.

Hertha BSC überweist rund vier Millionen Mark Ablösesumme an den Ligakonkurrenten Borussia Mönchengladbach, die höchste Summe in der Geschichte der Fußball-Bundesliga, die bis dahin für einen 19-Jährigen bezahlt wurde. 66.000 Zuschauer kommen zum Auftakt der Bundesliga-Saison 1999/2000 gegen Hansa Rostock ins Berliner Olympiastadion. An jenem Augustnachmittag 1999 gibt Deisler eine Torvorlage und verwandelt einen Freistoß zum 5:2-Endstand. Ganz Berlin steht Kopf. Auch Andreas Biermann, der sich genau an Deislers Einstand erinnert. »Ich war sofort fasziniert von seiner filigranen Art, Fußball zu spielen und zu dribbeln. Er war einer der wenigen Fußballer, bei denen jederzeit etwas Unerwartetes passieren konnte.« Nach Deislers Heimdebüt fängt Andreas Biermann gleich im nächsten Training an, dessen spezielle Schusstechnik nachzuahmen. Ecken und Freistöße schießt das Wunderkind mit Halbspann und voller Wucht, so dass der Ball einen extremen Drall bekommt. Bevor Deisler Freistöße schießt, geht er zwei Schritte nach hinten und sechs zur Seite, um die Bälle mit einem extrem seitlichen Anlauf auf das Tor zu ziehen. »Ich habe die Schritte ganz genau eingeübt, obwohl die gar nicht nötig gewesen wären«, erinnert sich Biermann. Er übt so lange, bis er Deislers Schusstechnik und den Anlauf beherrscht. Anfangs beschweren sich die Stürmer, weil er die Bälle so stark anschneidet und sie sich so drehen, dass sie schwer zu kontrollieren sind. Aber er bereitet mit seinen Ecken und Freistößen etliche Tore vor.

Sebastian Deisler ist »Basti Fantasti«, der die ganze Hauptstadt verzückt, mit gerade mal 19 Jahren soll er auch noch den deutschen Fußball retten, der tief in der Krise steckt. Nach den starken 70er- und 80er-Jahren ist er Ende der 90er am Tiefpunkt angekommen: Taktisch und fußballerisch erstarrt. Andere Nationen sind dem Deutschen Fußball-Bund um Längen voraus, der sich an Trainer wie Erich Ribbeck klammert, der nur für eines steht: Stillstand, Rückschritt, Lächerlichkeit.

Sebastian Deisler, so schreibt sein Biograph Michael Rosentritt, löst in dieser deprimierenden Situation einen »Dammbruch der Volksseele aus«. Deisler ist der Wunderknabe der Nation, er ist das Heilsversprechen des deutschen Fußballs. Dem sensiblen Deisler werden Aufgaben zugemutet, an denen selbst gestandene Stars und Persönlichkeiten scheitern müssten. »Sebastian Deisler kam und war gleich das Thema in ganz Berlin«, erinnert sich Andreas Biermann. »Es gab nichts anderes mehr, über Monate.« Jeder Schritt Deislers wird beobachtet, er löst eine Medienhysterie aus, wie man sie im deutschen Fußball vorher nicht gekannt hat. »Man wollte aus mir den Beckham von der Spree machen, aber das war ich nicht.«

Hertha präsentiert den Wunderknaben in einer zuvor nicht gekannten und distanzlosen Vorzeigelaune, die heute nicht mehr denkbar wäre: Deisler wird gerade in seinen ersten Profijahren wie ein kurioses Zirkustier vorgeführt. Deisler ist wie ein Elefant mit einem goldenen Rüssel. Dabei will Sebastian Deisler nur eines: Fußball spielen und in Ruhe gelassen werden. »Hertha war so unfertig als Verein wie ich als Spieler. Die waren froh, mich ins Schaufenster stellen zu können«, sagte Deisler Jahre später. Ähnlich Hochbegabte wie Mesut Özil oder Toni Kroos werden heute so lange abgeschirmt, bis sie reif genug sind, um sich auf der öffentlichen Bühne zu präsentieren. Deisler wird dem Rummel ausgesetzt, er ist ihm nicht gewachsen und reagiert verstört.

Er ist erst wenige Monate in Berlin, als er im Oktober 1999 sein Debüt in der Nationalmannschaft geben soll, im Qualifikationsspiel für die Europameisterschaft 2000 gegen die Türkei.

Muskuläre Probleme verhindern den Einsatz, Deisler debütiert am 23. Februar 2000 im Freundschaftsspiel gegen die Niederlande in Amsterdam. Auch Andreas Biermann sitzt mit seinem Vater vor dem Fernseher, wie immer, wenn die deutsche Nationalmannschaft spielt. Biermanns Begeisterung für Deislers Spielkunst ist noch gestiegen, er versucht so viele Spiele wie möglich von Deisler zu sehen. »Er hatte einen ganz eigenen Stil entwickelt«, sagt Biermann. »Das war Fußball in Perfektion, er ist über den Platz getanzt.«

Auch bei Hertha bekommt Deisler einen Sonderstatus eingeräumt, den er nicht haben möchte. Mit 19 soll er den Rhythmus im Spiel der Berliner bestimmen, außerhalb soll er den Glamour und den Esprit verkörpern, der Hertha an allen Ecken fehlt. Sebastian Deisler wird für Andreas Biermann zu einem Fixpunkt, zu einer wichtigen Koordinate in seinem Orientierungssystem, die er nicht aus den Augen lässt. Für Biermann wird der gleichaltrige Deisler zu einem Vorbild: So eine Karriere wie Deisler sie hinlegt, davon träumt Biermann. Dabei ahnt er zunächst nicht, wie Deisler in seiner Rolle leidet. Biermann und Deisler begegnen sich immer wieder, es sind mehr als nur Zufälle. Über mehrere Jahre scheinen ihre Erlebnisse und Geschichten ineinander verwoben zu sein. Solange Sebastian Deisler Fußball spielt, hat Andreas Biermann die Hoffnung, dass alles sich fügt und ein gutes Ende nimmt – auch für sich selbst.

Gemeinsame Tage bei Hertha

Als Sebastian Deisler gleich mit seinen allerersten Auftritten Berlin erobert und verzaubert, spielt Andreas Biermann bei den Hertha-Amateuren. Dort zählt er zu den Spielern, auf die Trainer Falko Götz große Stücke hält. Biermann hat schnell die A-Jugend der Berliner übersprungen, für die er noch spielberechtigt ist. Falko Götz, der ehemalige Bundesliga-Stürmer von Leverkusen und Hertha, fördert Talente wie Thorben Marx, Benjamin Köhler, Oliver Schröder und Andreas Biermann. Der schnelle Linksfuß hat sich schnell bei der Hertha etabliert und fällt auch außerhalb der Hauptstadt auf.

Biermann ist 17, als der Länderpokal in Duisburg ausgetragen wird. Er zählt zu den herausragenden Akteuren, sein Name steht bald in den Notizbüchern einiger Vereine. Auch der DFB wird auf ihn aufmerksam, Andreas Biermann erhält eine Einladung zum Trainingslehrgang der U18-Nationalmannschaft. Auf Drängen von Falko Götz trainiert Andreas Biermann bei den Hertha-Profis mit. Bei den Tingeltouren über das Land füllen die Amateure den Profikader auf. Auch Biermann wird bei Freundschaftsspielen der Profis eingesetzt. Aber Profi-Trainer Jürgen Röber traut den eigenen Nachwuchs-Spielern nicht viel zu. Röber hat Deisler, daneben verblassen alle anderen Talente. Den heutigen Bayern-Star Ivica Olic versetzt Röber zu den Amateuren, er war als Profi gekommen, hat aber keine Chance unter den Hertha-Stars.

Kurz vor dem Lehrgang der U18-Nationalmannschaft kugelt sich Andreas Biermann zum zweiten Mal die rechte Schulter aus und muss absagen. Die Schulterpfanne ist zu klein, um den Gelenkkopf zu halten. Biermann muss vier Monate pausieren, es ist wertvolle Zeit, die er verliert. Um einen Profi-Vertrag zu erhalten, darf er sich keine langen Auszeiten leisten. Nur die besten und stabilsten Nachwuchsspieler bekommen im Profibereich eine Chance. Die Schulter wird mit Schrauben fixiert, jetzt wird sie halten, das Gelenk wird nicht mehr aus der Pfanne rutschen, versprechen die Ärzte. Der schmächtige Biermann ist ehrgeizig, bald hat er sich wieder bei den Hertha-Amateuren in die Stammelf zurückgekämpft. Gerade vier Wochen sind vergangen, als er sich im Training dieselbe Schulter wieder

40

auskugelt, zum dritten Mal. »Es hieß, dass das garantiert nicht mehr passieren kann, aber das hat wieder nicht gehalten«, sagt Biermann, deprimiert von so viel Verletzungspech.

Es ist ein erster Schatten, der sich auf seine Karriere legt. Biermann spürt, wie über ihn geredet wird. Ist er zu anfällig, um Profi werden zu können? Monatelang steht er mit einem Stützkorsett am Rand und unterstützt sein Team bei Spielen. Steinern, unbewegt, obwohl es ihm weh tut, draußen zu stehen. Aber im Fußball will er stark sein und keine Schwächen zeigen, keine Gefühle.

Nachdem Hertha Sebastian Deisler verpflichtet hat, schaut ganz Fußball-Deutschland nach Berlin. Jürgen Röber gibt sich kaum noch mit den eigenen Talenten ab. Er ist ungeduldig, manchmal auch ungerecht. »Nicht nur mich hat es geärgert, dass Röber sich immer als großer Jugendförderer dargestellt hat, nur weil Sebastian Deisler eingekauft worden war«, sagt Biermann. Intern lässt Röber die Talente spüren, dass sie kleine Nummern sind. Wenn Deisler einen gewagten Pass spielt, gilt es als genialer Akt, dann müssen die Mitspieler laufen. Als Biermann in einem Freundschaftsspiel der Hertha-Profis einen Pass auf Piotr Reiss spielt, den der für zu steil hält und nicht erläuft, meckert der polnische Nationalspieler Reiss. Biermann widerspricht Reiss. Röber tobt an der Seitenlinie: »Was erlaubt sich der Amateur?« Biermanns Name fällt ihm in diesem Moment mal wieder nicht ein.

Biermanns so viel versprechend angelaufene Karriere ist ins Stocken geraten. Als er als A-Jugendlicher zur Hertha wechselte, schienen ihm noch alle Möglichkeiten offen zu stehen. »Er hat gezeigt, dass sein Einstieg in den Profifußball möglich war«, sagt Falko Götz. »Vom Fußballerischen her hätte ich ihm die Erste Liga zugetraut.« Aber Biermann, sagt Götz, sei nicht so selbstbewusst gewesen wie die meisten der Konkurrenten.

»Manche nehmen sich einfach das, was sie wollen. Andi war das Gegenteil davon.«

Biermann ist umgänglich und sensibel, sein Selbstvertrauen ist kaum ausgeprägt und brüchig. Talent allein reicht nicht aus, um sich unter den ausgebufften Profis durchzusetzen. Heute lacht Andreas Biermann, wenn er sich seine Autogrammkarte aus der Deisler-Ära anschaut: Da steht er, mit roter Stehfrisur und seiner wuchernden Akne, mit unsicherem Grinsen. »Da muss man anders auftreten«, sagt Biermann. »Ich sehe aus wie der Auszubildende im ersten Lehrjahr. So wird man bei den Profis nicht ernst genommen.«

Biermann und Deisler sind vom Gemüt her Pausenhof-Kicker geblieben, sie stehen auch für eine Generation, die nicht reif ist für den Umgang mit großen Erwartungen, die zusätzlich von hyperventilierenden Medien geschürt werden. Wie Biermann gilt auch Sebastian Deisler als verletzungsanfällig. Dem begegnet Andreas Biermann immer wieder im Reha-Center der Hertha, der Biberburg in Spandau. Die wird von Dr. Ulrich Schleicher, dem Mannschaftsarzt der Hertha, betrieben. Deisler plagen regelmäßig seine Knie und andere Blessuren. Allein im Herbst 1999 erleidet Sebastian Deisler einen Muskelfaserriss, eine Adduktorenzerrung, eine Innenbanddehnung und einen Meniskusschaden. Wenn sie sich in der Biberburg treffen und miteinander reden, scheint Deisler für Biermann ein Seelenverwandter zu sein. Beide sind 19 Jahre alt, Jahrgang 1980, von beiden wird Großes erwartet. Aber ihre Körper funktionieren nicht wie verlangt, ihre Seelen fangen an zu grummeln. Aber die werden nicht behandelt, dafür ist im Fußball keine Zeit übrig. »Für die anderen war ich ein Star, aber ich habe mich gefühlt wie eine Glühbirne, die einsam von der Decke hängt. Nackt. Für jeden sichtbar. Unter mir war nichts.« So beschreibt Deisler nach dem Karriereende seinen seelischen Zustand in Berlin.

Deisler hat Probleme, in die Rolle zu schlüpfen, die überhaupt nicht seiner Persönlichkeit entspricht. »In Berlin habe
ich in meiner Wohnung gesessen, ich war bekannt in ganz
Deutschland«, sagt Deisler in einem Interview. »Ich war oben
angekommen und vor der Tür stand ein Mercedes. Ich habe
mich gefragt: War's das jetzt? Ich war todunglücklich.« Der
»Beckham von der Spree« soll er sein, dabei hat er nur auf
dem Platz etwas Besonderes, Glamouröses. Außerhalb ist er
schüchtern und anfällig. Deisler hat keine Chance auf ein halbwegs normales Leben. Für die Rolle des extrovertierten Jung-
stars ist er viel zu unreif, viel zu introvertiert. Sein Talent ist
stärker ausgebildet als seine Persönlichkeit. »Deisler«, schreibt
Michael Rosentritt in der Biographie, »gibt sich reduziert, redet nicht viel, lacht kaum noch, seine Augen haben das Funkeln
verloren, sein Körper beginnt zu streiken.«

Deisler ist ein Spätzünder außerhalb des Fußballs, ein wei-
terer Wesenszug, der ihn mit Andreas Biermann verbindet.
Für beide ist Fußball die beste Möglichkeit, sich auszudrücken.
Deisler macht das auf dem höchsten Level, das Biermann
nicht erreichen kann mit seinem schmächtigen Körper. Aber
Fußball ist für beide der Fixpunkt ihres Lebens. Beide haben
ihre Kindheit und Jugend dem Fußball geschenkt, Deisler ist
mit 15 nach Mönchengladbach ins Fußballinternat gezogen,
700 Kilometer entfernt von der Familie, die in Lörrach, an der
Schweizer Grenze lebt. Deisler ist zwei Köpfe kleiner als die
anderen, die sich schon rasieren, Deisler ist noch ein Kind.
Für Biermann ist Fußball die einzige Möglichkeit, um die Demütigungen, denen er ausgesetzt ist, auszuhalten. Deisler und
Biermann wollen nur das, was sie am besten können: Fußball
spielen. Sie sind entschlossen, im Fußball etwas zu werden, auf
die Gefahr hin, dass sie sich dabei übernehmen. »Nur leider
verliert der Held der Arena seine Kraft, sobald er die Arena

verlässt«, schreibt Rosentritt. »Deislers Privatleben ist vollständig verkümmert.«

Andreas Biermann lebt immer noch bei seinen Eltern, er ist unselbständig, er hat kaum Freunde. Er setzt alles auf Fußball, aber ausgerechnet die Schulter, so unwichtig im Fußball, macht immer wieder Probleme. »Ich habe dieses Körperteil tierisch gehasst«, sagt Biermann. Nachdem er sich die Schulter zum dritten Mal ausgekugelt hatte, sind die Ärzte ratlos. Die dritte Operation ist schwerwiegend, kein Routineeingriff, Muskeln werden durchtrennt und wieder vernäht. An der rechten Schulter trägt er seitdem eine breite Narbe, über zehn Zentimeter lang, die aussieht wie ein Reißverschluss.

Biermann fühlt sich benachteiligt, von seinem eigenen Körper betrogen. Vertrauen kann er ihm nicht mehr. Drei Monate lang muss er ein Gestell tragen, auch nachts darf er es nicht abnehmen. Er kann damit kaum schlafen. »Ich habe mir die Nächte um die Ohren geschlagen und mich gequält, mich immer wieder gefragt: Womit habe ich das verdient? Die anderen spielen, nur ich nicht.«

Trotz seiner Verletzungsmisere will Falko Götz, dass Biermann seinen Vertrag bei Hertha BSC verlängert. Auch wenn Hertha ihm keinen Profivertrag anbietet, den Sprung in den Profikader haben seine Schulterverletzungen verhindert. Biermann soll sich noch mal bei den Amateuren für das Profiteam bewerben. Aber Biermann ist unzufrieden, er zweifelt an einer Perspektive unter Jürgen Röber. In der Saison 1999/2000 darf er nicht mehr bei den Profis mittrainieren, obwohl Röber zeitweise über zwölf Verletzte klagt.

Als Jürgen Röber im Februar 2002 in Berlin entlassen wird, übernimmt Falko Götz zum ersten Mal das Bundesliga-Team. Götz vertraut jetzt den Talenten, die er bei den Hertha-Amateuren gefördert hat: Marx, Köhler und Schröder erhalten ihre Chance in der Bundesliga. Da hat Biermann Berlin schon verlassen. Im Sommer 2000 ist er nach Göttingen gewechselt, wo Spieler mit Profigehältern geködert werden. »Ich hätte mir gewünscht, dass Andi Biermann mehr Geduld gezeigt hätte«, sagt Falko Götz heute, »dann wäre seine Bewährungschance in der Bundesliga gekommen.«

Sebastian Deisler versucht, mit den enormen Erwartungen in Berlin klar zu kommen, er will niemanden enttäuschen. Er schafft es immer wieder, sportliche Höhepunkte zu setzen, im WM-Qualifikationsspiel am 24. März 2001 gegen Albanien stellt Teamchef Rudi Völler Deisler nach der Halbzeit ins zentrale Mittelfeld. Vier Minuten nach Wiederanpfiff erzielt er das 1:0, Deutschland gewinnt das Qualifikationsspiel mit einem überragenden Deisler, als Spielmacher der Nationalmannschaft.

Aber wenige Monate später, im Oktober 2001, verletzt sich Deisler in der Partie gegen den Hamburger SV schwer: Kapselriss und Verrenkung der Patellasehne im rechten Knie. In Colorado, USA, wird er von Professor Richard Steadman am Knie operiert. Steadman fixiert auch die Kniescheibe, die zu beweglich ist. Als die Nationalmannschaft ein halbes Jahr später in der Vorbereitung auf die Weltmeisterschaft 2002 in Japan und Südkorea drei Testspiele gegen Kuwait, Wales und Österreich bestreitet, ist Deisler wieder dabei. Gegen Österreich verletzt er sich wieder am rechten Knie, er fällt wieder über Monate aus. Sein Wechsel zum FC Bayern München zum 1. Juli 2002 steht damals schon einige Zeit fest. Uli Hoeneß beweist mit diesem Transfer, dass er in der Regel das bekommt, was er will. Er ahnt nicht, dass er einen kranken Superstar verpflichtet.

Andreas Biermann spielt zu diesem Zeitpunkt beim Drittligisten Chemnitzer FC. Göttingen 05 ist in finanzielle Schwierigkeiten geraten. Als Chemnitz den schnellen Linksfuß will, unterschreibt er ohne Zögern. Chemnitz soll die Wende bringen, Biermann hat in Göttingen überzeugt, sein Körper hat gehalten, er bleibt verletzungsfrei. Auch in Chemnitz schlägt er famos ein. Biermann spielt souverän, die Schulter hält. Biermann hat Angebote aus der Ersten Liga, setzt zum Karrieresprung an. Nach den Rückschlägen in Berlin ist er endlich da, wo er hin möchte: Auf dem Sprung in den Profifußball.

Zu müde, um zu leben

Als der Spätherbst 2002 kommt, muss Andreas Biermann seinen Meniskus reparieren lassen, ein harmloser Routineeingriff in der Berliner Charité. In wenigen Wochen werde er wieder spielen können, sagt der für die Operation zuständige Arzt. Es ist die erste Verletzung seit er Hertha BSC Berlin verlassen hat. Aber nach der Arthroskopie wird das Knie heiß und dick, es pocht wie ein Organ, das sich verselbstständigt hat. Als das Knie untersucht wird, schüttelt der behandelnde Arzt langsam den Kopf. Es ist eine Szene, die immer wieder vor Biermanns Augen abläuft, die seinen Kopf ganz schwer und taub werden lässt. »Das Knie müssen wir spülen, da sind Bakterien drin«, hört er den Arzt sagen. »Das war eine ganz harmlose Sache, ich habe halt mal wieder das Pech gehabt, dass mir Bakterien ins Knie gelangt sind«, erzählt Biermann. Spätestens jetzt weiß er, dass er nicht zu den Glückskindern im Fußball zählt, zu den Bevorzugten, denen vieles zufällt.

Andreas Biermann wartet Woche für Woche, mal kann er trainieren, mal nicht. Die Tage sind lang ohne Fußball. Er versucht immer wieder zu trainieren und auf den Platz zurück zu kommen. Er läuft, das Knie wird groß wie eine Honigmelone. Biermann lässt es punktieren, immer wieder. Flüssigkeit wird abgesaugt, oft mehr als 100 Milliliter, ein halbes Wasserglas voll. Es ist ein dumpfer Schmerz, wenn die Nadel in sein Knie gedrückt wird, das pocht und pocht und heiße Wellen ausschickt. Es ist das Gefühl aus den Tagen, als sein Gesicht brannte, vor Scham und Wut, wenn die Kinder in Spandau hinter ihm herliefen und ihn verspotteten.

Biermann beginnt, die Injektionsnadel zu mögen, dick wie ein Strohhalm, er will Fußball spielen, er muss unbedingt. Ohne Fußball fühlt er sich wieder wie Pumuckl aus Spandau. Biermann nimmt Schmerztabletten. »Ich wollte das aushalten«, sagt er. Er hasst seinen Körper, warum sollte er ihn schonen? Biermann lässt sich in Donaustauf bei Klaus Eder behandeln, dem bekanntesten Reha-Fachmann in Deutschland, der auch die deutsche Nationalmannschaft betreut. Einer der Patienten, der mit Biermann behandelt wird, ist Nationalspieler Jens Nowotny. Biermann übernachtet in Jugendherbergen, weil die Berufsgenossenschaft nur die Behandlung zahlt und ihm das Geld für ein Hotel fehlt. Zurück in Chemnitz kämpft er weiter, insgesamt über sechs Monate lang. Er will endlich zurück auf den Platz. Aber wenn er das Knie dreht, knirscht es, als wäre es mit Sand gefüllt.

Als Biermann die Schmerzen trotz der vielen Tabletten nicht mehr erträgt, fährt er zu einem Kniespezialisten nach Lüdenscheid. Biermann nimmt die Bahn, um das schmerzende Knie nicht beim Autofahren zu belasten. Der Arzt schaut sich das Knie an, er tastet es ab, als er die Knirschgeräusche hört, schüttelt er den Kopf. Mit diesem Knie, lautet die Diagnose, kann Biermann nicht mehr Fußball spielen. »Diese Situation werde ich in meinem Leben nie vergessen«, sagt Biermann. »Das war das Schlimmste, was man mir sagen konnte. Da ist für mich eine komplette Welt zusammen gebrochen.« Biermann lässt sich seine Gefühle nicht anmerken, in der Praxis reagiert er gefasst auf die brutale Nachricht. Als er draußen vor der Tür steht, bricht er in Tränen aus. Biermann ruft sofort seine Eltern an, trösten kann ihn niemand. Biermann ist geschockt, verarbeiten kann er die unglaubliche Diagnose nicht. »Ich war erst mal wie gelähmt, ich habe es hingenommen. Das war nicht Trauer, sondern Aussichtslosigkeit. Resignation.« Mit einem irreparablen Knorpelschaden stellt er den Antrag auf Sportinvalidität. Biermann ist 23, er fühlt sich, als keimte eine tödliche Krankheit in ihm. Er hat Abitur, aber immer nur an Fußball gedacht. Er hat nur für eine Profikarriere gelebt.

Fast zeitgleich, es ist November 2003, ruft Sebastian Deisler Bayern-Manager Uli Hoeneß an. Im Sommer 2002 war er von Berlin nach München gewechselt. Deislers Hoffnung, dass er in München ein Star unter vielen sein könne und die Zeit habe, sich zu entwickeln und zu sich zu finden, hat sich zerschlagen. »Ich kann nicht mehr«, sagt Deisler zu Hoeneß. »Ich bin fertig. Ich brauche Hilfe.« Deisler wird zur stationären Behandlung im Münchner Max-Planck-Institut für Psychiatrie untergebracht, er ist an einer schweren Depression erkrankt. Im Januar 2004 verlässt Sebastian Deisler wieder die Klinik, nach 52 Tagen in stationärer Behandlung. Deisler scheint geheilt, macht Länderspiele, »den Patienten Sebastian Deisler gibt es nicht mehr«, sagt er nach der Begegnung gegen Brasilien. Aber er wird noch mehrmals in die Psychiatrie zurückkehren. Deisler ist 23, er hat seine beste Zeit im Fußball schon hinter sich.

Andreas Biermann kommt als Co-Trainer beim MSV 1919 Neuruppin unter, neben Trainer Christian Schreier, einem früheren Nationalspieler, steht er in der vierten Liga an der Seitenlinie. Er trägt blonde Strähnchen in der Fußballerfrisur, er sieht traurig aus, aber gefasst. Biermann hat eine feste Freundin, die er in Chemnitz kennengelernt hatte. Die beiden schmieden Pläne, Biermann will umziehen, irgendwohin, wo es sich besser leben lässt. »Ich wollte mit ihr einen Neuanfang machen, woanders, ohne Fußball. Den Kopf frei kriegen, an nichts mehr denken, was mit Fußball zu tun hat.« Als Biermann sich in der Wohnung der Freundin aufhält, die in einem Café arbeitet, entdeckt er zufällig Liebesbriefe, die an sie adressiert sind. Sie sind nicht von ihm. Seine Freundin führt eine Doppelbeziehung, Biermann versteht die Welt nicht mehr, er stellt seine Freundin zur Rede, die Beziehung geht in die Brüche. »Das ist genau in der Phase passiert, wo ich nicht mehr konnte und bei ihr Halt gesucht habe.« Biermann lacht ganz kurz, als er das erzählt, es hört sich an wie ein kurzes Röcheln. Das presst er nur heraus, wenn er über Erlebnisse redet, die ihm besonders weh tun. »Ich wollte mit ihr ein neues Leben beginnen, nur mit ihr, ohne Fußball.« Biermann schüttelt den Kopf. »Ich habe keine Zukunft mehr gesehen, da hatte ich zum ersten Mal Suizidgedanken.« Biermann hat zum ersten Mal depressive Phasen, aber was ihn quält, weiß er nicht. Er hat keinen Namen dafür. Er hangelt sich durch die Tage, benommen und erschöpft.

Biermann steht als Co-Trainer an der Seitenlinie, beim Training, beim Spiel. Manchmal erträgt er es nicht, wenn er nur zuschauen kann. »Ich habe gesehen, wie die anderen spielen konnten, wie viel Spaß das macht. Ich stand an der Seite und konnte es kaum aushalten.« Biermann spricht seinen Berater Henry Hennig an, sagt: »Ich kann nicht mehr, ich bin gefühlskalt. Das ist so schlimm, ich kann gar nichts mehr machen, ich bin handlungsunfähig.« An Depressionen denken die beiden nicht, sie vermuten, dass Biermann die Sportinvalidität und die Trennung von der Freundin so schwer zu schaffen machen.

Ab und zu bleibt Andreas Biermann tagelang im Bett liegen, er hat Angst sich zu bewegen. In seinem Kopf hört er eine Stimme, die ihm sagt, dass er nichts mehr machen kann. Dass es sinnlos ist, aufzustehen. Einmal hört er, wie Christian Schreier an die Tür klopft und nach ihm ruft. Er möchte mit ihm reden, weil der zuverlässige Biermann nicht zum Training erschienen ist. Schreier macht sich Sorgen, aber Biermann schafft es nicht, sich zu bewegen und aufzustehen. Er liegt auf dem Rücken wie ein Reptil, das in einem zentnerschweren Panzer gefangen ist, nur die Augen bewegen sich. In seinem Kopf läuft immer wieder diese Szene: Er sitzt in Berlin in der Klinik, sein Knie ist dick und heiß, es pocht wie ein fremdes Körperteil. »Das Knie müssen wir spülen, da sind Bakterien drin«, hört er den Arzt sagen. Wie ein Gift breitet sich diese Erinnerung aus und tötet jede Freude. Er ist gefangen in dieser Erinnerung, alle Gedanken drehen sich darum.

An einem dieser Tage ist Biermann zu erschöpft, um weiter zu leben. Er zündet Kerzen an, alle, die er finden kann. Dreht die Lautsprecher auf, Reinhard Mey, Xavier Naidoo. Die Packung Schlaftabletten liegt schon bereit, als sein heutiger Schwager vorbeikommt und ihn entdeckt. »Ich war komplett leer, ich habe nichts mehr gesehen, Fußball war weg, meine Freundin war weg, mir blieb nichts mehr.« Der Schwager merkt, dass Biermann verzweifelt ist, gemeinsam fahren sie in eine Psychiatrische Klinik. Nach zwei Nächten in der Psychiatrie drängen Biermanns Eltern auf seine Entlassung. Sie können es nicht ertragen, ihren Sohn in der Psychiatrie zu sehen, den begabten Fußballer, ruhig gestellt durch Psychopharmaka, kaum in der Lage zu reden. Die Diagnose der Ärzte lautet: Burnout-Syndrom. Dass er sich das Leben nehmen wollte, behält Biermann für sich. Er ist sich nicht sicher, ob sein Schwager die Schlaftabletten gesehen hat. Geredet wird in der Familie nicht mehr über Biermanns Zusammenbruch. Behandelt wird nur sein Knie.

Andreas Biermann merkt nach einigen Monaten, dass er im Training mithalten kann. Dass das Knie stärkere Belastungen aushält. Er lässt sich noch mal operieren, er kann wieder spielen, mit Schmerzen und Tabletten, aber immerhin. Er zieht den Antrag auf Sportinvalidität zurück, wird zum Stammspieler, zur Stütze in Neuruppin. Mit Neuruppin trifft er am 21. August 2005 vor über 33.000 Zuschauern im DFB-Pokal auf Bayern München, dort spielt Sebastian Deisler im Mittelfeld. Bayern gewinnt 4:0, Sebastian Deisler spielt über die ganze Distanz. Andreas Biermann spielt im zentralen defensiven Mittelfeld, Deisler halbrechts im Mittelfeld. »Wir sind öfter aufeinander getroffen«, sagt Biermann. Deisler leidet immer noch an seiner Rolle als Heilsbringer im deutschen Fußball. Deisler spricht Biermann während des Spiels an: »Was macht die Schulter?« Er weiß nicht, dass es inzwischen das Knie ist, das dem anderen Probleme macht. Und der Kopf. Dass er selbst wie Deisler depressiv sein könnte, diesen Gedanken lässt Biermann nicht zu. Nach dem Spiel tauschen sie Trikots, Deislers Trikot hat keine Flecken, der Techniker kommt gegen Neuruppin ohne Körper- und Bodenkontakt aus. Deislers rotes Trikot mit der Rückennummer 26 und in Größe XL hat heute noch einen besonderen Platz in Biermanns Haus. Es ist das einzige Trikot, das Biermann in seinem Hobbyraum aufgehängt hat, wo die Staffelei steht, an der er malt. Die Begegnungen mit Deisler sind für ihn der Beweis, dass auch er es noch nach ganz oben schaffen kann. Trotz der unglaublichen Verletzungsserie, die ihn an den Rand des Suizids gebracht hat.

Die zweite Hälfte des Jahres 2005 verläuft für Sebastian Deisler hoffnungsvoll. Von 15 Spielen der Nationalmannschaft hat er die letzten 13 am Stück absolviert, so viel wie nie zuvor in einem Jahr. Deislers Ziel ist die Weltmeisterschaft 2006 im eigenen Land. Die Spiele in der Nationalelf und das große Ziel WM haben ihm über die schwere Zeit der Selbstzweifel und der Kränkungen hinweg geholfen. Am 1. März 2006 spielt Deisler in Florenz mit der Nationalmannschaft gegen Italien, Deutschland verliert 1:4. Es ist das letzte Länderspiel Deislers, mit 26 Jahren. Wenige Tage später rasselt Deisler beim FC Bayern im Mannschaftstraining mit Owen Hargreaves zusammen, Deisler wird wieder in den USA am rechten Knie operiert, dieses Mal leidet er an einer Knorpelabsprengung. Deisler ist nicht mehr in der Lage, Profifußball zu spielen. Es dauert ein paar Monate, bis er sich das eingestehen muss. »Ich habe so lange gekämpft gegen mich. Ich habe Krieg geführt gegen mich, bis ich es nicht mehr ausgehalten habe«, wird er später erzählen. »Am Ende war ich leer. Ich war alt. Ich war müde. Ich bin so weit gelaufen, wie mich meine Beine getragen haben. Mehr ging nicht.«

Am 16. Januar 2007 kündigt Uli Hoeneß eine Pressekonferenz beim FC Bayern München an. »Ich mache es kurz«, sagt Uli Hoeneß, »Sebastian Deisler beendet seine Fußballkarriere.« Deisler ist gerade 27 geworden, es sind nicht wenige, die ihn für die größte Fehlinvestition des verwöhnten FC Bayern halten. Als Deisler zurücktritt, ist Andreas Biermann irritiert. Er verfolgt in seiner Berliner Wohnung die Pressekonferenz, auf der Deisler mit wenigen Worten und kantigen Gesten seinen Abschied unterstreicht. »Ich war total geschockt und habe wie gelähmt auf der Couch gesessen«, erinnert sich Biermann. »Der für mich beste und wichtigste Spieler war auf einmal weg.«

Sebastian Deisler ist für Andreas Biermann zu einem Seelenverwandten geworden. Biermann hat seinen Weg aufmerksam verfolgt, er fühlt sich ihm nah wie keinem anderen Fußballer und wenigen Menschen. Der Rücktritt ist wie eine Übereinkunft, die Deisler überraschend aufgekündigt hat. Warum lässt er ihn jetzt den Weg allein weiter gehen? Deisler war immer Vorbild für ihn, ein wichtiger Grund, nicht aufzugeben.

Tagebuch, sechster Tag

16.30 Uhr, Zeuge eines Suizidversuchs geworden – ich war mit ner Schwester aufm Flur und aus einem Zimmer kam ein Mitpatient – in dem Moment geht über seiner Tür die rote Lampe an und die Schwester fragt ihn, warum er den roten Knopf gedrückt hat. Er sagte dann, er habe nicht gedrückt und im selben Moment krachte es bei ihm im Bad. Ich bin dann mit der Schwester rein um zu schauen, Badtür auf und da lag der Zimmernachbar (Halbinder oder so) auf dem Boden im Bad mit Schaum vorm Mund und nem Seil um dem Hals. Er hat versucht sich zu erhängen, er muss auch Tabletten eingeworfen haben, weil er krampfte und schrie und dabei die Augen verdrehte. Wir hievten ihn dann aufs Bett und hielten ihn fest mit noch nem anderen Patienten, bis die Ärzte kamen. Der Inder hatte auch in die Hosen gemacht, was aber wohl normal beim Suizid ist. Bin dann auf den Flur und hab mich hingesetzt, um mich zu beruhigen. Hatte dann eigentlich den Gedanken nach Hause zu gehen.

Kapitel 4
Die Angst, Schwäche zu zeigen

Blond und stark: Unbeschwerte Monate

Nachdem Andreas Biermann und sein Berater Henry Hennig sich mit Hertha BSC Berlin nicht auf eine Vertragsverlängerung einigen konnten, wechselt er im Sommer 2000 in die vierte Liga, zum Oberligisten Göttingen 05. Biermann ist 19. Nachdem er bei Hertha vor allem wegen seiner anfälligen Schulter nicht wie erhofft zum Profi aufsteigen konnte, nimmt er den Umweg über den ambitionierten Oberligisten in Kauf. Biermann will Profi werden, er will zeigen, dass er das Zeug dazu hat. Göttingen 05 strebt schnellstmöglich den Aufstieg in die Regionalliga an, von dort aus soll es in die zweite Liga gehen. Das ist das hochgesteckte Ziel und Andreas Biermann soll mithelfen, es zu erreichen. Der Oberligist hatte sich intensiv um das große Talent bemüht, Berater Henry Hennig hatte einen lukrativen Vertrag ausgehandelt, der Biermann einen höheren Verdienst garantiert als in Berlin. Trainiert wird Göttingen 05 von Frank Eulberg, später Co-Trainer beim Bundesligisten Arminia Bielefeld.

Andreas Biermann steht zum ersten Mal auf eigenen Füßen. Er zieht in seine erste eigene Wohnung in Göttingen, ohne Eltern, Schwester und Onkel. Schnell entdeckt er die Vorzüge des neuen Lebens, außerhalb der beengten Lebensverhältnisse, in denen er in Spandau groß geworden ist. Biermann kauft sich sein erstes Auto, genießt die neuen Freiheiten in der Studentenstadt. Biermann überzeugt in Göttingen im linken Mittelfeld, er bleibt verletzungsfrei, bald gilt er als Leistungsträger und unverzichtbar im Team. Biermann tritt selbstbewusst auf, zum ersten Mal auch außerhalb des Fußballplatzes. »Das war der erste Schritt zum wirklichen Mann, der selbständig ist und sich nicht hinterm Fußball und der Familie versteckt«, sagt er rückblickend. Als die Vorrunde zu Ende geht, ist Göttingen Tabellenführer und Aufstiegskandidat. Aber der Klub hat sich finanziell übernommen, ihn plagen finanzielle Nöte. Biermann hat in sechs Monaten erst zwei Gehälter erhalten, für Juli und August. In der Winterpause muss der Oberligist mit der langen Tradition und dem schmalen Geldbeutel Insolvenz anmelden. Das Team bricht so schnell auseinander wie die kühnen Aufstiegsvisionen zusammen gezimmert worden waren. »Das war trotzdem eine gute Zeit und ein schönes Leben«, sagt Biermann. Er hat entdeckt, dass es ein Leben neben dem Fußball geben kann. Jetzt glaubt er fest daran, auf dem richtigen Weg zu sein, zumal er in Göttingen durch seine starken Leistungen aufgefallen und bei anderen Klubs gefragt war.

Schon im Januar 2001 wechselt er zum Regionalligisten Chemnitz, für Andreas Biermann ein Aufstieg um eine Liga. Chemnitz' Trainer Mathias Schulz will ihn unbedingt verpflichten, Biermann ist sein Wunschspieler für die linke Mittelfeldseite. Linksfüße wie Biermann, technisch stark, torgefährlich und schnell, sind rar in den oberen Spielklassen. Andreas Biermann will in Chemnitz den Höhenflug verlängern, zu dem er in Göttingen angesetzt hat. Es sind unbeschwerte Monate im Leben von Biermann, eine kurze Phase, in der sich sein Auftreten mit seiner Vorstellung von einem Fußballprofi deckt. Biermann genießt die Aufmerksamkeit und die Privilegien, die Fußballern in einer Stadt wie Chemnitz schnell zufallen. Er spielt souverän, die Schulter hält. Biermann bekommt von Trainer Mathias Schulz die Unterstützung, die er benötigt. Die ihm in Berlin manchmal gefehlt hat, wo der Kampf um die begehrten Plätze im Profiteam härter war, als er sich das vorgestellt hatte. Aber Biermann lernt in Chemnitz schnell dazu, er entwickelt sich zu einem Außenseiten-Spezialisten, wie sie auch in der ersten Liga gefragt sind. Biermann hat Angebote, alles sieht danach aus, dass er bald zum entscheidenden Karrieresprung ansetzen könnte.

Und darauf will er vorbereitet sein: Er will nicht angreifbar sein. Andreas Biermann versucht alles zu korrigieren, was er an sich als Schwäche erkannt und analysiert hat. Sein Aussehen ist eine Schwäche, für die er sich verantwortlich macht. Nicht diejenigen, die ihn deswegen gequält haben. »Ich habe viel Schwäche gezeigt durch mein Äußeres. Ich habe mir vorgenommen, so wenig Schwäche wie möglich zu zeigen.« Biermann lässt seine kupferroten Haare beim Friseur färben, die ihn immer zum Außenseiter gemacht haben. Erst zaghaft, dann immer mutiger, arbeitet er an seiner Verwandlung: An dem blond gefärbten Fußballprofi ist kaum noch etwas von Pumuckl zu erkennen. »Beim ersten Mal war ich ziemlich aufgeregt«, sagt Biermann, »aber ich war auch erleichtert, endlich das verhasste Rot ablegen zu können.« Sein Mitspieler Aleksandar Simic begleitet ihn beim ersten Friseurtermin, künftig geht Biermann alle drei bis vier Wochen hin. Mit dem üblichen Wasserstoffgemisch werden Biermanns Haare nur orangerot statt blond, er braucht eine hochprozentige Dosierung, um die Haare richtig aufzuhellen.

In Chemnitz erprobt Biermann viele Möglichkeiten, sich eine interessante Facette zu verleihen. Er testet sich durch das Angebot der synthetischen Färbemittel. Seine Eltern und seine Mitspieler haben sich schnell daran gewöhnt, dass Biermann regelmäßig die Haarfarbe wechselt. Besonders gut bei den Fans kommt die Frisur »Wasserstoffblond mit Blau« an, den Farben von Chemnitz. Die Seiten hat Biermann kurz rasiert. Er glaubt fest an den Zusammenhang zwischen Haarfarbe und

Erfolg, jahrelang wird er seine roten Haare unter anderen Farben verstecken. Jetzt definiert er seine eigene Farbenlehre, er entwirft sein persönliches Schutzprogramm. Biermann will eine Persönlichkeit sein, die unangreifbar ist. »Ich habe immer versucht den Menschen, den ich im Spiegel sah, schwächefrei zu machen. So wenig Angriffspunkte wie möglich zu bieten.« Biermann wechselt die Farben, oft trägt er die Haare so, wie er sie sich bei einem »Traummann« vorstellt: Braun gefärbt mit blonden Spitzen. »Ich habe immer versucht, jemand anderen darzustellen«, sagt er. Hauptsache heraus aus dieser Optik, die ihm so viele Erniedrigungen eingebracht hat.

Die Strategie gelingt: Biermann wird zum ersten Mal von Frauen als attraktiv eingestuft und begehrt. Er weiß nun, dass er auch außerhalb des Fußballplatzes Anerkennung findet, wenn er seine Schwächen übertüncht. Biermann benötigt diese Bestätigung mehr als andere. Sein Selbstwertgefühl ist unter den jahrelangen Hänseleien zusammengeschrumpft und verkümmert. Biermann giert nach Akzeptanz und diese bekommt er leicht als Chemnitzer Fußball-Prominenter. Biermann ist kein Casanova, er ist längst nicht so mutig und draufgängerisch, wie er gerne wäre. Aber er gewöhnt es sich an, mit Frauen zu flirten, auch wenn er eine feste Freundin hat. Wenn der Flirt ernst wird, bricht Biermann ihn ab. »Es ging mir häufig nicht gut. Ich habe krampfhaft nach Anerkennung gestrebt. Von Frauen gemocht zu werden, das hat mir ein gewisses Selbstwertgefühl gegeben, das ich sonst nicht hatte«, erklärt er, »ohne Anerkennung von außen fühlte ich mich nutzlos.« Dass er sich als Mann ernst genommen fühlt, kittet einige seiner Wunden, zumindest oberflächlich.

In der Mannschaft und bei den Fans ist Andreas Biermann beliebt, er ist freundlich und lebenslustig. »Ich konnte tatsächlich lustig sein, ich bin gerne ausgegangen und habe gefeiert.

Das kann ich heute gar nicht mehr«, sagt er, »in Chemnitz war ich endlich auch ohne Fußball etwas wert.« Und Biermann fühlt sich wohl in seiner zweiten Haut. Aber es ist ein zerbrechliches Konstrukt, in dem er sich einrichtet. Die Schatten vergangener Tage werden nur kurz zurückgedrängt. Es braucht nicht viel, um Biermann aus der Bahn zu werfen, um ihn zu verunsichern. Seinen blassen Teint päppelt er mit Bräunungscreme und unter der Sonnenbank auf. Wegen seiner blassen Haut war er ständig gehänselt worden. »Ich bin immer wieder ins Solarium gegangen, um diese Angriffsfläche verschwinden zu lassen.« Als er einmal ein paar Minuten zu lange unter der Sonnenbank bleibt, wird er rot wie ein Krebs und aufgezogen wie in Kindertagen. Einmal verwendet er eine intensive Bräunungscreme, die auf seiner weißen Haut anders wirkt als beabsichtigt: Biermanns Haut färbt sich braun, die Creme lässt sich erst nach Tagen wieder vollständig abwaschen. In einem Freundschaftsspiel läuft Biermann mit braunem Teint und blond gefärbten Haaren auf, er könnte ein Testspieler aus Nordafrika sein. Die Mitspieler frotzeln ihn. Biermann ist wieder hilflos, fühlt sich wie damals, als er vor der Schulklasse steht und nur noch stottern kann. Es ist ein schmaler Grat zwischen souveränem und peinlichem Auftritt. Es gibt nur einen Andreas Biermann, bei dem es keinen Unterschied zwischen Sein und Schein gibt: Der steht auf dem Fußballplatz.

Nur keine Schwäche zeigen

Nur keine Schwäche zeigen: Andreas Biermann lernt die wichtigste Fußballregel schnell. Als Sechsjähriger wird er bei Schwarz-Weiß Spandau als Torwart aufgestellt. Nachdem er 14 Tore kassiert hatte, heult Andi Biermann hemmungslos zwischen feixenden Erwachsenen. Das Spiel hat jede Freude für ihn verloren. Es ist ihm so unangenehm, dass er sich vornimmt, seine Gefühle künftig für sich zu behalten. Als er sich als Jugendspieler in Spandau zum ersten Mal die Schulter auskugelt, steht er monatelang mit einem Korsett am Spielfeldrand. Er will Schmerzen aushalten, er will hart sein. Wenn schon sein Körper Schwächen zeigt, dann will er wenigstens beweisen, dass er damit umgehen kann. Andreas Biermann ist häufig verletzt, er lernt mit Schmerzen umzugehen. Als im Herbst 2002 Bakterien sein Knie befallen, lässt er es immer wieder punktieren. Es ist eine Spritze, dick wie ein Strohhalm, die Flüssigkeit aus dem angeschwollenen Knie absaugt. Es ist so viel Flüssigkeit im Knie, dass die Spritze immer wieder in das Knieinnere gedrückt werden muss. Es ist ein unangenehmes Gefühl. Das Knie ist so dick, dass Biermann sich freut, wenn die Spritze eindringt. Die Bakterien haben Biermanns Knie beschädigt, er trainiert und spielt jahrelang mit einem Knorpelschaden, das Knie schmerzt schon, wenn er bloß 20 Minuten joggen geht. Aber Biermann liebt Fußball, die Schmerzen hindern ihn nicht daran, seinen Traumberuf auszuüben, mit vollem Einsatz. Jammern hört man ihn selten.

Andreas Biermann zeigt selten große Gefühle, weder privat, noch öffentlich. Er weiß nicht, dass er an Depressionen erkrankt ist. Aber er spürt, dass seine Psyche leidet und dass es ihm immer schwerer fällt, sich zu freuen und Emotionen zu spüren. Aber Biermann hat es sich auch antrainiert, keine Gefühle zu zeigen, weil sie ihm negativ ausgelegt werden könnten. Gerade im Fußball. Da hat er es sich angewöhnt, bestimmte Gesten abzurufen: Er klatscht in die Hände, er ballt die Fäuste, um die Mannschaftskollegen anzufeuern. Es sind Szenen, wie sie sich in den Fußballstadien ständig wiederholen. Es sind einstudierte und ritualisierte Gesten unter Männern, die wenig von der privaten Seite der Profis verraten. Es sind regulierte

Verhaltensweisen, symbolische Handlungen, die Stärke zeigen sollen und den Willen, niemals aufzugeben. Es sind auch Gesten für die Öffentlichkeit, für die Kameras. Für die Verantwortlichen in den Vereinen.

Profifußballer zählen zur Leistungselite, Fußballstars gelten als moderne Gladiatoren, die nur körperliche Grenzen akzeptieren. Profifußball gilt als »Leistungszelle«, wie der Deisler-Biograph Michael Rosentritt schreibt, mit einem gnadenlosen Konkurrenzdenken. In der Leistungszelle Profifußball gelten noch härtere Regeln als in der Gesellschaft. Dazu kommt, dass Fans und Medien Wut, Frust und Enttäuschung über den Spielern abladen, die versagen und den Erwartungen nicht Stand halten können.

Fußball ist ein chauvinistischer Kosmos. Für Sentimentalitäten und Mitgefühl bleibt da kaum Platz, auch bei einem Klub wie dem FC St. Pauli, der oft als Gegenmodell zum eiskalten Fußballgeschäft verklärt wird. Dass Fußballer elf Freunde sind, ist ein Topos, der in die 50er-Jahre zurückführt. Mit der heutigen Realität hat er nichts mehr zu tun. Der Konkurrenzkampf im Profifußball hätte Darwin gefallen: Nur die Härtesten, die Fittesten, die echten Männer kommen über die Runden. Jede Gelegenheit wird genutzt, um zu zeigen, wie fit, wie hart man ist. Im Fußball sitzt der Gegner unter der Woche in der eigenen Kabine. Bei jedem Training wird versucht, die eigenen Stärken zu betonen und die Schwächen der Mitspieler aufzuzeigen. Im Kader stehen oft 25 Profis, nur 18 nominiert der Trainer für den Spieltag. Wer nominiert wird, bekommt eine Prämie, wer aufläuft, bekommt eine Extraprämie. Dass die Grundgehälter bei einem Klub wie dem FC St. Pauli oft niedrig sind und die Profis die Prämie benötigen, um finanziell gut über die Runden zu kommen, heizt den Konkurrenzkampf noch zusätzlich an. Kleinere Verletzungen werden verschwiegen, um den Einsatz nicht zu gefährden. Private Probleme sind tabu und werden verschwiegen. Auf dem Platz funktioniert oft die viel beschworene Gemeinschaft. Da funktioniert die Zweckgemeinschaft, von der alle profitieren, wenn sie erfolgreich ist. Fußball toleriert und verträgt keine Schwächen und Schwachen, das ist das Leitbild, das krampfhaft beschworen wird. »Wenn man im Fußball sportlich gleichwertig ist, man aber in irgendeiner Form eine Schwäche hat, die ein anderer nicht hat, dann wird der andere spielen«, sagt Andreas Biermann. »Diese Schwäche muss gar nichts mit Fußball zu tun haben.« Deshalb falle es Fußballern allgemein schwer, Schwäche zu zeigen. Sei es den Mitspielern gegenüber, die versuchen könnten, diese Schwäche auszunutzen. Oder aber dem Trainer gegenüber, um ihm kein Argument zu liefern, einen nicht spielen zu lassen. »Schwäche zu zeigen wird einem im Konkurrenzkampf definitiv negativ ausgelegt.«

Der Umgang miteinander ist in Profiteams meistens oberflächlich. »Es geht nicht besonders menschlich zu, jeder schaut auf sich«, sagt Biermann. Im Profisport sind Mannschaften stark hierarchisch untergliedert, ein paar Leitwölfe machen die Stimmung. Die Sprücheklopfer sind häufig die älteren Spieler, Fußball-Machos, abgehärtet und abgestumpft in der Leistungszelle, die sich besonders männlich geben. Ganze Kerle, das zumindest wollen sie nach außen vermitteln. »Die Sanftmütigen und Stillen kommen nicht zur Geltung«, weiß Biermann. »Die haben auch keine Chance, sich durchzusetzen. Das wird schnell ins Lächerliche gezogen, dann kriegst du deinen Stempel ab und kommst in die Schublade weich und unmännlich.« Oft beschäftigen sich sensible Spieler wochenlang mit einem Spruch des Trainers oder eines Mitspielers, sie grübeln und zweifeln an sich. Abgeklärte Profis lassen alles an ihrem Testosteronpanzer abprallen.

Was sich im September 2009 in der Mannschaftskabine des FC St. Pauli ereignet, bestätigt Andreas Biermann in seiner Einschätzung vom Profi-Fußball. Die Saison 2009/2010 in der Zweiten Bundesliga ist längst angelaufen, Andreas Biermann ist noch ohne Einsatz. Schon in der vorangegangen Spielzeit hat Biermann wegen zahlreicher Verletzungen keine Rolle gespielt, in den Planungen des Trainers ist er Ergänzungsspieler, mehr nicht. Der dafür bezahlt wird, sich im Training anzubieten, aber kaum Aussichten auf einen Einsatz hat. Biermann beklagt sich nicht, er gilt als verletzungsanfällig. Der Trainer hat keinen Grund, das Team umzustellen. Er hat viele junge Spieler, die auf ihren Einsatz brennen. Spieler, die noch keine zehn Jahre Leistungssport auf dem Buckel haben, deren Knochen noch nicht weh tun. Alles, was Biermann machen kann, ist sich im Training aufzudrängen. Auch wenn es ihm alles abverlangt, gegen schnelle Spieler wie Deniz Naki im Sprint zu bestehen. Biermann liebt Fußball viel zu sehr, um das als Last zu empfinden. Biermann ist ehrgeizig, er ist ein Spieler, der schlecht damit leben kann, wenn man mit ihm unzufrieden ist. Biermann lebt wie ein Profi, er hat sich nichts vorzuwerfen. Aber die vielen Verletzungen haben ihn in der Mannschaftshierarchie weit nach unten durchrutschen lassen. In der Gunst der Fans sieht es ähnlich aus: Kaum einer im Stadion trägt das Trikot mit der Nummer 22, das als Ladenhüter im Fanshop des FC St. Pauli hängt. Seit seiner Verpflichtung im Februar 2008 hat Andreas Biermann gerade mal zehn Spiele für das Profiteam des FC St. Pauli bestritten, davon fünf über die gesamte Länge. Biermann wird dorthin geschickt zur Autogrammstunde, wo die Stammspieler nicht hinwollen. In die Autohäuser in der Peripherie, zu den Fanklubs, die auf den Dörfern die Fahne hoch halten.

Andreas Biermann ist unzufrieden, er will den Fans am Millerntor und den Verantwortlichen des FC St. Pauli zeigen, dass seine Verpflichtung kein Fehler war. Dass er der Mannschaft helfen kann. Dass Biermann nachts kaum noch schläft und nach den Trainingseinheiten erschöpft und oft apathisch vor sich hinstarrt, registriert nur seine Frau Juliane. Im Training versucht Biermann sich aufzudrängen, er trainiert gut, was ihm auch vom Trainerteam bestätigt wird. Als Holger Stanislawski erfährt, dass Biermann jahrelang mit Depressionen Fußball auf hohem Niveau gespielt hat, ist er perplex. Biermann hat mit einem riesigen Energieaufwand Leistung im Training gezeigt. Dafür hätte Stanislawski selbst einem gesunden Profi seinen Respekt gezollt. Was Biermann in seinem desolaten Zustand geleistet hat, macht ihn sprachlos.

Aber Holger Stanislawski sieht keinen Grund personell etwas zu ändern: Auf seiner Position auf der linken Abwehrseite sind mit Davidson Drobo-Ampem und Jan-Philipp Kalla zwei talentierte Spieler vor ihm, selbst der Rechtsfuß Florian Lechner erhält auf der linken Seite den Vorzug vor Biermann. Ein Umstand, der dem Linksfuß Biermann zu schaffen macht. Dass der kampfstarke, aber wenig spielstarke Lechner ihm vorgezogen wird, ist alles andere als ein Vertrauensbeweis. Biermann wertet es als Zeichen, dass er entbehrlich ist. Biermann, der in der zweiten Mannschaft in der Regionalliga Spielpraxis sammelt, hilft dort als Innenverteidiger aus. Er spielt so abgeklärt, dass er jetzt auch im Profiteam als Innenverteidiger eingestuft wird. Ein Positionswechsel, der überraschend für ihn kommt. Innenverteidiger hat er zuvor nie gespielt, mit seinem starken linken Fuß und einer guten Technik sieht er sich als Spezialist auf der linken Seite. Bei den Profis sind vier Innenverteidiger in der Hierarchie vor ihm: Fabio Morena, Ralph Gunesch, Marcel Eger und Markus Thorandt. Jetzt gilt Biermann als Innenverteidiger Nummer fünf, eine aussichtslose Situation, die kaum Hoffnung auf einen Einsatz lässt. Biermann steht über Wochen nicht im Kader, ist unzufrieden und hat Selbstzweifel.

Im September 2009 tritt der FC St. Pauli in der zweiten Runde des DFB-Pokals beim großen Nordnachbarn Werder Bremen an. Andreas Biermann soll erstmals wieder berücksichtigt werden. Innenverteidiger Marcel Eger ist gesperrt, Biermann soll für ihn in den Kader rücken. Biermann sitzt in der Kabine, eine Minute nachdem er erfahren hatte, dass er gegen Bremen dabei sein soll, klingelt sein Telefon. Seine Tante in Berlin ist überraschend gestorben, Krebs. Noch eine Woche zuvor hatte er sie besucht, da deutete nichts auf einen plötzlichen Tod hin. Biermann ist geschockt. »Ich hatte einen sehr guten Kontakt zu ihr«, erzählt er. »Das ging mir sehr nahe.« Er bricht in der Kabine in Tränen aus, vor seinen Mitspielern, vor dem Trainer. Beschämt hält er sich die Hände vor das Gesicht, um seine Tränen zu verbergen. »Ich konnte es in diesem Augenblick nicht steuern, ich habe wirkliche Trauer empfunden, meine Tränen kamen einfach«, erinnert sich Biermann. Er hat schon seit Jahren nicht mehr geweint. Jetzt sitzt er in der Kabine und kann seine Tränen nicht zurück halten. »Was ist denn mit Biere los?«, fragen einige der Mitspieler, Florian Lechner, Arvid Schenk, Timo Schultz, Mo Sako und Markus Thorandt versuchen Biermann zu trösten.

Holger Stanislawski bestellt ihn anschließend in sein Zimmer und fragt ihn, was los sei. Biermann schildert die Situation und wird aus dem Kader gestrichen. Für ihn wird Jan-Philipp Kalla nominiert. Obwohl Biermann gerne nach Bremen mitgefahren wäre, wird es ihm nicht zugetraut, nach dieser Nachricht Leistung zu bringen. »So ist das Geschäft: Keine Schwäche zeigen. Ich habe Schwäche gezeigt und bin aus dem Kader geflogen«, sagt Biermann. Er hat gegen das oberste Gebot im Fußball verstoßen. Ein Ausschlusskriterium. Hätte Biermann seine Trauer für wenige Minuten unterdrückt, wäre er für das Pokalspiel nominiert gewesen. Biermann ist konsterniert und nicht in der Verfassung, beim Trainer dagegen zu protestieren. Obwohl er dringend einen Einsatz bräuchte, um wieder näher an die Mannschaft zu rücken. Nach mehreren Verletzungen fühlt er sich isoliert. Er hat das Gefühl, nicht gebraucht zu werden. Biermann fährt nach Hause, frisst den Frust in sich rein. »Das wäre eine Chance gewesen, gerade gegen einen Erstligisten wie Bremen. Die war nun auch vertan.«

Ein paar Tage später erkundigt sich Holger Stanislawski bei Biermann, wie es ihm gehe. Gut, antwortet der Profi, was er auch durch seine Trainingsleistungen bestätigt. Nominiert wird er erst wieder Wochen später. »Ich habe gut trainiert und war wieder nicht dabei. Das haben auch andere Spieler nicht verstanden. Ich habe es als ungerecht empfunden.« Erst gegen Oberhausen, am 16. Oktober 2009, als der Kader durch Verletzungen und Sperren stark dezimiert ist, steht er zum ersten Mal im Aufgebot. Nach dem Vorfall in der Kabine ist Biermann voller Selbstzweifel. Und er ärgert sich, dass er Gefühle zugelassen hat. Dabei gilt Holger Stanislawski nicht als Hardliner. Sondern als menschlicher Trainer, der viel mit den Spielern redet. Aber selbst er will kein Risiko eingehen und einen Profi aufbieten, der ihn Punkte kosten könnte. Wenn bekannt würde, dass er einen Profi eingesetzt hat, der vor dem Spiel Anzeichen von körperlicher oder mentaler Schwächen zeigte, muss sich auch der Trainer Fragen stellen lassen. Wer stark wirkt und sich stark gibt, hat gute Chancen auf einen Einsatz. Selbst moderne und aufgeschlossene Trainer vertrauen im Leistungssport diesen Eindrücken, auch wenn sie nicht das Leistungsvermögen widerspiegeln. »Holger Stanislawski hat es schon bewiesen, dass er sich Problemen annimmt, dass er versucht seine Spieler zu verstehen«, sagt Andreas Biermann. »Aber der

Großteil der Trainer benachteiligt den Spieler, der nicht demonstrativ seine Stärke zeigt. Weil er Angst hat, dass der im Spiel versagen könnte. Wenn ein Spieler den entscheidenden Fehler macht, der vorher gesagt hat, dass er private Probleme hat, dann kriegt der Trainer auch Probleme. Davon macht sich kaum ein Trainer frei.«

Beim FC Bayern München gilt Sebastian Deisler schnell als Sonderling und als Spinner, nachdem er wegen seiner Depressionserkrankung behandelt worden war. Es sind oft kleine und versteckte Gehässigkeiten, unter denen Deisler leidet. Deisler gilt als weich und unmännlich, er wird als »Deislerin« verhöhnt. Beim FC St. Pauli wird niemand gemobbt, aber die Sensiblen, die Außenseiter werden nur geduldet, sie laufen am Rand mit.

Andreas Biermann ist von Natur aus sensibel, angreifbar. Er passt eigentlich nicht in diese harte Fußballwelt, die er trotzdem liebt wie nichts anderes. Er verleugnet lange Zeit seine Gefühle, weil er sich als Profi durchsetzen will. Biermann beginnt zu ahnen, dass seine Psyche darunter leidet. Dass er depressiv sein könnte, darauf kommt er nicht. Aber er fängt an, sich zu verstellen und zu lügen. Niemand soll wissen, wie es ihm wirklich geht. Biermann legt sich einen Panzer zu, um sich zu schützen. Meistens gelingt es ihm. Er wirkt hart nach außen und verkümmert innerlich.

Der Umgang mit »Weicheiern« im Fußball

Fußball versteht sich als Männersport, er gibt sich so rigide maskulin, wie kaum ein anderer kultureller Bereich. Im Fußball hat sich die Urkraft des Männlichen konserviert, der unbeugsame Wille zu überleben und dabei an der Spitze zu stehen. Der Fußballstar inszeniert sich als unfehlbarer Held und wird vom Publikum idealisiert, als eine Form des modernen Gladiators. Wenn ein Held die Erwartungen nicht erfüllt, kann er tief fallen. Fehler, menschliche Schwächen werden ihm nicht verziehen. Obwohl sie zur menschlichen Natur gehören. Wo keine Schwäche zugelassen wird, fehlt es an menschlichem Verständnis. Die Berliner Kulturwissenschaftlerin Tatjana Eggeling sagt: »Schwäche passt nicht zum Heldentum. Der Held wird nicht dafür verehrt, dass er Dinge tut, die Millionen von anderen auch können. Er ist eine sehr männlich geprägte Figur. Ein heldenhafter Mann darf nicht schwul, depressiv, krank und schwach sein. Er darf nicht weinen. Im Fußball ist dieser Männlichkeitsgedanke extrem ausgeprägt.« Fußball ist der Triumph des Männlichkeitskults, der höchste Ausdruck des Macho-Gehabes.

In dieser archaischsten männlichen Domäne wird alles geächtet, was vermeintlich schwach oder anders ist. Viele Fußballprofis versuchen zwanghaft ein Bild von sich zu konstruieren und aufrecht zu erhalten, in dem keine Schwächen vorgesehen sind. Denn Mängel zu zeigen, bedeutet auch, dass der Marktwert sinkt. Was Fußballprofis unbedingt vermeiden wollen, weil sie nur für eine begrenzte Zeit Geld im professionellen Fußball verdienen können. Als kommerzieller Tod und unverzeihbare Schwäche im Fußball gilt Homosexualität. Ein Mann, der Männer liebt – das ist noch immer das größtmögliche Tabu im schwulenfeindlichen Fußball, in dem es eher möglich erscheint, dass Männer und Frauen gemeinsam in einem Team auftreten, als dass ein bekennender Schwuler in einer professionellen Mannschaft akzeptiert wird.

»Im Fußball werden alle Ängste vor Schwulen mobilisiert, die man sich vorstellen kann«, sagt Tatjana Eggeling, die über »Homosexualität im Sport« habilitiert und homosexuelle Sportler berät, »und die verbieten es, sich dem Thema zu stellen.« Dabei musste in 47 Jahren Bundesliga keiner der heterosexuellen Kollegen mit dem Arsch zur Wand duschen, aus Angst, dass er ungewollt penetriert wird, wie eines der beliebtesten Klischees besagt. Das Bild des sexuell gierenden Schwulen, immer bereit, einen der Kollegen in den weiträumigen Funktionsräumen der Stadien zu vernaschen, ist eine bittere Parodie auf die wirklichen Lebensumstände. Die sind von Heimlichtuerei und Verdrängung geprägt, von Notlügen, Selbsthass und Depressionen. Profifußballer versuchen so männlich und heterosexuell wie möglich aufzutreten, ob sie es sind oder nicht.

Statistisch betrachtet ist jeder und jede fünfte Deutsche homosexuell. Eine beliebte Theorie besagt, dass schwule Fußballer von sich aus aufgeben, weil sie sich nicht zurechtfinden in einer Welt, in der »warme Brüder« nicht existieren können. Homosexualität und Höchstleistungen scheinen im erzkonservativen Fußball nicht zusammenzugehören. Ein Irrtum, bei manchen ist die Liebe zum Fußball noch größer als die Unsicherheit, wie sie mit ihrer verpönten sexuellen Orientierung zurechtkommen könnten. Selbst wenn man davon ausgeht, dass sich viele Homosexuelle die Tortur durch die machoharte Fußballwelt ersparen, dürfte jeder zehnte Profi schwul sein. In jedem Kader müssten zwei bis drei schwule Fußballer stehen. Während ein Coming-Out in anderen Gesellschaftskreisen längst nebensächlich zur Kenntnis genommen wird und schwule Politiker oder Fernsehstars mit ihren Lebenspartnern ganz selbstverständlich auf Empfängen erscheinen, leben schwule Fußballer im Geheimen.

Bei einem Sportpsychologen, der ungenannt bleiben soll, um keinen seiner Patienten zu gefährden, sind seit Jahren homosexuelle Fußballprofis in Behandlung. Auch Spieler, die zum Kreis der Nationalmannschaft zählten. »Ich weiß aus meiner Beratungsarbeit, dass diese Spieler für sich nur die Wahl sehen, ein Versteckspiel zu führen und ihre Homosexualität zu vertuschen, vor dem Trainer, der Mannschaft und dem eigenen Management. Das stellt eine erhebliche psychosoziale Belastung dar. Das ist der Anlass, dass jemand zu mir kommt«, verdeutlicht der behandelnde Psychologe.

Das unwürdige Versteckspiel von homosexuellen Fußballprofis nimmt oft absurde Dimensionen an. Wie bei einem Zweitligaprofi, der seit seiner Jugend in einer festen Beziehung mit einem Schulfreund lebt, offiziell aber verheiratet ist. »Auch meine Frau weiß nichts davon«, so der Spieler, »natürlich fühle ich mich deshalb beschissen. Doch was soll ich machen? Ein Outing wäre mein Tod.« Oder wie bei dem Erstligaprofi, der ebenso eine langjährige homosexuelle Partnerschaft führt und dem eine eingeweihte Freundin zu den Mannschaftsabenden und Weihnachtsfeiern begleitet, um den Eindruck zu erwecken, »normal« zu sein. Scheinehen, auch mit Kindern, dienen dazu, das Leitbild des potenten und heterosexuellen Fußballprofis aufrecht zu erhalten. Dass ein Spieler unter diesen Bedingungen selten seine bestmögliche Leistung erbringen kann, liege auf der Hand, weiß der Sportpsychologe. »Es ist eine kontinuierliche Problemlage, es geht nur darum, unter diesen Lebensumständen halbwegs zurechtzukommen.«

Immer wieder kursieren Gerüchte über die angebliche Homosexualität von Fußballstars. Nehmen die Gerüchte zu sehr Überhand, handeln die Klubs, wie man etwa aus Italien weiß. Dann schlägt die Stunde ambitionierter Topmodels und Showgirls. Die Stars lassen sich mit den Starletts ablichten, es werden Hochzeiten arrangiert, bei denen auch Kinder in der Gage enthalten sind. Einige Modelagenturen sollen sich gar auf dieses Marktsegment spezialisiert haben. »Wir wissen, dass einige Stars des italienischen Fußballs schwul sind und gezwungen werden, dies zu verstecken«, sagt der italienische Politiker

Franco Grillini, der sich für die rechtliche Anerkennung homosexueller Paare einsetzt.

»Spieler werden von ihren Klubs sogar gezwungen zu heiraten. Die Spieler haben Angst, dass ihre Karriere ein jähes Ende nehmen könnte.« Auch Tatjana Eggeling kennt die inneren Kämpfe und Konflikte vieler Sportler. »Etwas zu tun, wo man sehr gut und talentiert ist, wo man aber immer einen zentralen Teil seiner Persönlichkeit verheimlichen muss, erzeugt einen enormen Leidensdruck.«

In diesem merkwürdigen und oft unmenschlichen Mikroklima Fußball keimen viele Krankheiten und Süchte, die unter Verschluss gehalten werden: Spielsucht ist eines der größten Probleme, das von den Verbänden und Vereinen unterschätzt und bagatellisiert wird. Leistungssportler leiden viel häufiger an Depressionen, als öffentlich bekannt ist. Viele Profifußballer sind tabletten- oder alkoholabhängig. Michél Mazingu-Dinzey hat lange gewartet, bis er an die Öffentlichkeit ging und über seine Alkoholprobleme gesprochen hat. Erst nachdem er seine aktive Karriere beendet hatte, wagte er diesen Schritt, die Gründe für sein Zögern liegen in seinen Erfahrungen im Profifußball.

Mazingu-Dinzey, gebürtiger Berliner und kongolesischer Nationalspieler, steht in der Bundesliga für den VfB Stuttgart, den FC St. Pauli, Hertha BSC Berlin und den TSV 1860 München unter Vertrag. Als er nach München zum TSV 1860 wechselt, spielt er bei Trainer Werner Lorant bald keine Rolle mehr. Obwohl er Lorants Wunschspieler ist, der sich vier Jahre lang um ihn bemüht. Mazingu-Dinzey, der vor einem Wechsel nach Portugal zu Benfica Lissabon steht, gibt Lorants Werben nach. Mazingu-Dinzey trainiert »so hart und so gut wie vorher und nachher nicht mehr«, kommt aber nur gelegentlich zum Einsatz. »Ich weiß bis heute nicht, warum ich da nicht gespielt habe.« Mazingu-Dinzey wird von »Versagensängsten geplagt«, er weiß sich nicht anders zu helfen, als seine »Probleme weg zu trinken«.

Michél Mazingu-Dinzey wechselt schließlich von München zum Zweitligisten Hannover 96, um die Karriere wieder in Gang zu bekommen. Aber der Mittelfeldspieler stürzt immer tiefer ab. Zu seinem Tageskonsum an Alkohol gehören bald eine Flasche Wodka, ein dreiviertel Kasten Weißbier, »danach ging es in verschiedene Klubs. Ich musste mich das ein oder andere Mal an der Fassade festhalten und nach Hause schleppen.« Seine Beziehung geht in die Brüche, Dinzeys Körper rebelliert, er schleift sich von einer Verletzung zur nächsten. Dinzey prügelt sich in der Disco, fährt sein Auto zu Schrott, er wird fristlos gekündigt und arbeitslos. »Es war alles weg, ich hatte keine Chance mehr, irgendetwas zu retten. Wenn ich nicht aufgehört hätte, hätte ich mich tot gesoffen.« Von einem Tag auf den anderen hört er auf zu trinken, ohne professionelle Hilfe.

Mazingu-Dinzey weiß, dass viel mehr Profis alkoholabhängig sind, auch Nationalspieler. Er weiß, dass er keine Ausnahme im Fußball ist, aber die Problematik, sagt Dinzey, wird tot geschwiegen. »Es ist nicht nur der Alkohol«, sagt der 38-Jährige. Ich bin überzeugt, dass es viele Spieler gibt, die Probleme haben. Einige von ihnen haben mit Depressionen zu kämpfen, andere verspielen ihr Geld.«

Edgar Geenen, den er als Manager des TSV 1860 München kennenlernt, erhängt sich nach einer depressiven Attacke. Der Bundesligastürmer Guido Erhard, der bei Wolfsburg spielt, gleitet in eine Depression, nachdem sein Vertrag nicht verlängert wurde. Er erholt sich nie mehr von seiner Erkrankung. Im Februar 2002 wirft er sich im Offenbacher Hauptbahnhof vor einen Zug. Für Jan Simak, vor wenigen Jahren eines der größten Talente der Bundesliga, werden Depressionen und Alkohol zum Karriereknick.

Nachdem Mazingu-Dinzey seine Karriere beendet hatte, ging er an die Öffentlichkeit, »um wach zu rütteln«. Trotzdem, sagt Michél Mazingu-Dinzey, verweigert sich der konservative Fußball, sich zu verändern. Krankheiten, Schwächen und Süchte passen nicht in das Selbstbild dieses Sportes. »Wenn du als aktiver Profi deine Probleme öffentlich machst, wirst du zerstückelt und deine Karriere ist zu Ende. Da stellt dich kein Trainer der Welt mehr auf.« Das eigentliche Problem aber sei, sagt Mazingu-Dinzey, dass Männer nicht über ihre Probleme reden können. »Das ist die größte Schwäche des Mannes.« Im Profifußball ist diese Sprechbarriere besonders ausgeprägt. Sie ist das Symptom dieses auf Härte abzielenden Sports, der sich in seiner Mutlosigkeit parodiert als nicht mehr zeitgemäßes Trugbild. Im Fußball werden viele Männersprüche geklopft, geredet wird seltener. Auch Andreas Biermann fühlte, dass er krank ist. Darüber reden konnte er nicht, auch weil er wusste, dass er dann nicht mehr als vollwertiges und zuverlässiges Mitglied seiner Mannschaft gelten würde. Biermann blieb stumm, eine Sprachlosigkeit, die weit verbreitet ist im Fußball.

Auch der deutsche Nationaltorhüter Robert Enke schaffte es nicht, über seine psychische Erkrankung zu sprechen. Auch Enke litt an Depressionen, er starb am 10. November 2009 auf einem Bahngleis in der Nähe von Hannover.

Ab und zu blieb er tagelang im Bett liegen, er hatte Angst sich zu bewegen. In seinem Kopf hämmerte eine Stimme: Du wirst nie mehr etwas leisten können, du brauchst es gar nicht versuchen, es ist alles umsonst. Er lag auf dem Rücken wie ein Reptil, das in einem zentnerschweren Panzer gefangen ist. Nur die Augen bewegten sich ganz langsam, sie suchten eine Stelle, die sie fixieren und anstarren konnten. Er hörte, wie es an der Tür klopfte, es war der Trainer, der nach ihm rief. Er musste aufstehen und ihm die Türe öffnen, er war sein Co-Trainer, immer loyal, immer im Einsatz. Doch er schaffte es nicht.

In seinem Kopf lief immer wieder diese eine Szene: Er sitzt in der Praxis, sein Knie ist dick und heiß, es pocht wie ein Organ, das sich verselbständigt hat. »Das Knie müssen wir spülen, da sind Bakterien drin«, hört er den Arzt sagen. Wie ein Gift breitet sich diese Erinnerung aus und tötet jede Freude. An einem dieser Tage war er zu erschöpft, um weiterzuleben. Er wollte nicht sterben, aber er konnte so unmöglich weiterleben. Er zündete Kerzen an, drehte die Lautsprecher auf, Reinhard Mey, Xavier Naidoo. Die Packung Schlaftabletten lag schon bereit, es waren extra starke Schlaftabletten, die er sich unter einem Vorwand besorgen hatte lassen. Am Fenster erkannte er seinen Schwager. Was wollte der denn hier? Wo er sich doch auf den langen Schlaf vorbereitete.

Kapitel 5
Alles auf eine Karte

Sie nutzen jede Gelegenheit, die Laptops auf den Knien. Sie spielen vor dem Training, zwischen den Übungseinheiten und danach. Manchmal vergeht die halbe Nacht dabei. Viele Fußballprofis verbringen inzwischen mehr Zeit bei Texas Hold'em oder anderen Poker-Varianten als auf dem Trainingsplatz. Auch Andreas Biermann hat Profis kennengelernt, die das Training nur als lästige Unterbrechung ihrer Pokergeschäfte verstehen.

Fußballprofis sind besonders anfällig für Glücksspiele, sie verfügen über das notwendige Geld und die notwendige Zeit dafür. Meistens wird zweimal am Tag trainiert, manchmal nur einmal. Nach Spieltagen ist in der Regel trainingsfrei. Viele Fußballprofis sind zu Nomaden geworden im unsicheren Fußballgeschäft, die von Klub zu Klub ziehen und dabei oft nicht die Zeit haben, sich in einer Stadt einzuleben und stabile soziale Kontakte aufzubauen.

Vor allem sind es Fußballprofis gewohnt, ihr Geld spielend zu verdienen, in dramatischen Situationen. Es ist ein Kick, den sie auch beim Glücksspiel erleben. Viele Profis sind spielsüchtig, viele verspielen ihr Geld beim Online-Poker. Um hohe Summen wird inzwischen vor allem im Internet gespielt. Sportpsychologe Thomas Graw, der für den VfL Bochum und die Spielergewerkschaft VDV arbeitet, wird immer öfter angesprochen von Profis, »weil ihnen gerade das Online-Pokern unheimlich wird, weil sie Probleme haben, aufzuhören und sich zu kontrollieren«. Sicher ist: So mancher Einkommensmillionär ist auf bestem Wege, sich zum Sozialfall zu zocken. Oder hat dies bereits getan.

Fußballspieler seien wegen ihrer Sozialisation und der be-

sonderen Rahmenbedingungen besonders anfällig für Glücksspiele, sagt Thomas Graw. Er zählt sie zur Risikogruppe. Sie
haben Geld, viel Freizeit – und die Mentalität eines Zockers.
Die Verpflichtung, im Wettkampf immer gewinnen zu müssen,
verwandle sich beim Glücksspiel zu einem Fallstrick. »Fußballern wird eingeimpft, dass sie sich nie mit Niederlagen zufrieden geben dürfen«, sagt Graw. »Und wenn sie verloren haben,
wollen sie Revanche.« Deshalb sei auch beim Glücksspiel der
Ehrgeiz viel größer, »das Geld wieder zurück zu gewinnen, als
sich mit dem Verlust zu arrangieren«.

Oft, sagt Thomas Graw, sei es »Langeweile«, die Fußballer zum Glücksspiel drängt. Es muss viel Zeit gefüllt werden
zwischen den Trainingseinheiten, bei den ständigen An- und
Abreisen zu den Spielen, beim Warten in den Hotelzimmern,
abends in den Trainingslagern. »Ich habe nur sehr wenige Fußballer kennengelernt, die mit ihrer Freizeit etwas Sinnvolles anfangen können«, sagt der Sportpsychologe.

Fußballprofis wird das Zocker-Gen nachgesagt. Sie sind an
das berauschende Gefühl hoher Adrenalin-Ausschüttung gewöhnt, ihre Psychogramme lassen auf hochgradige Suchtanfäl-
ligkeit schließen. Sie sind auf der ständigen Suche nach der Herausforderung. »Wir sind es gewohnt mit Spielen unser Geld
zu verdienen. Fußball ist auch nur ein Spiel, wenn es auch als
Arbeit anerkannt wird. Es gibt viele Parallelen zwischen Fußball und Poker«, sagt Andreas Biermann.

Dem Glücksspiel verfallene Menschen berichten, dass sie
nur noch am Spieltisch richtig leben und fühlen. »Fußball er-
möglicht ein emotionsreiches Leben, wie man es in kaum einem anderen gesellschaftlichen Bereich findet«, sagt Graw. »Es
entstehen sehr starke Gefühle in kurzer Zeit, mit allen Hochs
und Tiefs. Das Gehirn entwickelt eine Sucht danach, gerade
nach positiven Emotionen.« Die, sagt Graw, suchen Profis be-

sonders im Glücksspiel. Unter den Ärzten gelten vor allem die Online-Varianten als Crack unter den Glücksspielen: Sie besitzen ein enormes Suchtpotenzial. Während eine Sucht sich beim Automatenspieler über mehrere Jahre entwickelt, kann die Abhängigkeit von Online-Glücksspielen in mehreren Monaten entstehen.

Jörg Petry ist einer der einflussreichsten Spielsuchtexperten Deutschlands, er berät auch die Innenministerien der Bundesländer. Für Petry wird die Sucht-Dramatik »im Fußball völlig unterschätzt. Es dauert, bis Profis sich verschulden, sie gehen nicht ins Gefängnis, sie versuchen nicht, sich umzubringen.« Im Fußball wird die Entscheidung, gegen die Sucht anzukämpfen, verzögert. »Das Glücksspiel wird toleriert und bagatellisiert.« Pokern werde gerne als Spitzensport dargestellt, als Ergänzungsdisziplin zum Profifußball. Den vor wenigen Jahren etablierten Online-Spielformen sei laut Petry eine gefährliche Dynamik eigen, Hemmfaktoren fallen weg: »Man kann anonym spielen, unter Drogeneinfluss, ohne Bargeld. Eine soziale Kontrolle, wie es sie im Casino oder der Spielhalle gibt, fällt weg.«

Es kursieren viele Geschichten in der Branche, Namen werden gehandelt, von denen man es kaum glauben mag. Es gibt verdiente Nationalspieler, denen beim Sommermärchen 2006 in Deutschland noch Millionen zugejubelt haben, die in dämmrigen Spelunken sitzen, Münzen in die Automaten stecken und ihr Einkommen verpokern. Auch Andreas Biermann wird von einem Profi des FC St. Pauli in Pokerrunden eingeführt, die in schummrigen Hinterzimmern zocken, nicht alle sind dabei so zurückhaltend und kontrolliert wie er. Ein früherer deutscher Spitzenspieler soll einen zweistelligen Millionen-Betrag verwettet und verspielt haben, seine Frau soll ihn wegen der Spielsucht verlassen haben.

Sportler, die ihr Geld verspielt haben, sind anfälliger für Manipulationen. Glücksspiel und Betrug gelten als Geschwister, wer anderen Geld schuldet, könnte erpressbar sein. Der frühere Osnabrücker Lizenzspieler Marcel Schuon wurde vom DFB-Sportgericht im August 2010 wegen unsportlichen Verhaltens mit einer Sperre von zwei Jahren und neun Monaten bis einschließlich 31. August 2012 belegt. Schuon, der vor allem Geld auf Sportwetten setzte, hatte beim Betreiber eines Wettbüros 25.000 Euro Schulden. Schuon hatte sich bereit erklärt, an Spielmanipulationen mitzuwirken, wenn ihm die Wettschulden erlassen werden.

Nico Patschinski, mit dem Andreas Biermann in der Saison 2005/2006 beim Drittligisten Union Berlin zusammen spielt und pokert, ist der bislang einzige Fußballprofi, der von seinem Verein wegen Spielsucht suspendiert wurde. Der frühere Erstligastürmer des FC St. Pauli hat lange alle Formen des Glücksspiels ausgiebig getestet: Karten, Roulette, Würfel, Blackjack, Sportwetten, Pokerrunden im Internet. »Du bist krank, wir nehmen dich raus«, so wird er im April 2007 vor dem Training beim Drittligisten 1. FC Union Berlin empfangen.

Schon in Trier hatte Patschinski Spielschulden aufgetürmt, als er das Trikot von Eintracht Trier trägt. Aber erst als er in Ahlen von Geldeintreibern bedroht wird und seine schwangere Frau aus Angst die Stadt verlässt, sucht er Hilfe. Patschinski unterzieht sich freiwillig einem neurologischen Test und kann ein schriftliches Attest vorlegen, als einziger Fußballprofi in Deutschland, dass er nicht spielsüchtig ist. Heute spielt er, inzwischen 34 Jahre alt, wieder Fußball in Trier und versucht sein Geld sinnvoller zu investieren. Insgesamt, sagt Patschinski, habe er den Gegenwert eines Mittelklassewagens verspielt.

Die Lust am Zocken wird von den Vereinen sogar befeuert. Viele Vereine bieten ihren Fans einen Poker-Contest an. Das gefällt den Online-Casinos, die zu ihren Sponsoren gehören. »Meiner Meinung nach«, sagt Experte Jörg Petry, »ist es unverantwortlich, dass Bundesliga-Profis für Glücksspiele wie Online-Poker werben.« Seit 1. Januar 2008 sind Online-Glücksspiele um Geld gesetzlich verboten, dennoch beteiligen sich geschätzte vier Millionen Bundesbürger. »Der Deutsche Fußball-Bund und die Deutsche Fußball-Liga müssten ein großes Interesse haben, ihren Nachwuchs und ihre Spieler zu schützen. Doch sie tun es nicht. Es muss eine Unabhängigkeit zwischen Sport und Glücksspiel hergestellt werden, bei der Anfälligkeit der Spieler. Aber es besteht eine Kumpanei zwischen Fußball und Glückspiel.«

Andreas Teichmann, ehemaliger Profi bei Wattenscheid 09, hat in acht Jahren rund 500.000 Euro verspielt. Er hat zwei Therapien gebraucht, um seine Spielsucht in den Griff zu bekommen, die beinahe sein Leben zerstört hätte. »Es kotzt mich an«, sagt Teichmann, »wie diese Sucht unterschätzt wird.«

Professor Poker

Sein Berater Henry Hennig gibt Andreas Biermann einen Namen, weil der sich als Stratege beim Pokerspiel erwiesen hat. Biermann heißt ab sofort »Professor Poker«. Er pokert jahrelang, er gewinnt rund 150.000 Euro Preisgelder im Internet, einen Großteil davon verspielt er wieder. Biermann kennt die internationale Poker-Community, er hat sich auch unter dem Pseudonym »Mogilni« als Pokerspieler einen Namen gemacht. »Mogilni« ist ein Fantasiename, der Biermann spontan einfällt und gefällt. Damit fühlt er sich sicher, bei den Turnieren nicht erkannt zu werden. Sein größter Auftritt: Nach beinahe acht Stunden Spiel gewinnt er im Frühjahr 2009 ein großes Turnier und kassiert dafür rund 50.000 Euro. Nach seinem zweiten Suizidversuch wird er ambulant wegen Spielsucht therapiert.

Mit Glücksspiel kommt Andreas Biermann zum ersten Mal in Kontakt, als er bei Hertha BSC Berlin unter Vertrag steht. Der 18-Jährige kugelt sich zum zweiten Mal die Schulter aus, kann über mehrere Wochen nicht am Training teilnehmen. Mit anderen Hertha-Profis besucht Biermann die Spielbank am Potsdamer Platz. Am Spieltisch müssen ständig Entscheidungen getroffen werden: schwarz oder rot. Doppelt oder nichts. Biermann findet sich schnell zurecht unter den Pokergesichtern, er beweist Geschick am Spieltisch. Die Zockerrunde von Hertha hat Erfolg, gewinnt beim Roulette ein paar hundert Euro und geht zum Feiern in die Disco. Ein gelungener Einstieg für die Zockernovizen.

Für Andreas Biermann ist es mehr als ein Zeitvertreib mit Nervenkitzel. Ein paar Euro zu gewinnen, das genügt ihm nicht. Biermann, der in der Schule auch wegen seiner mathematischen Begabung aufgefallen ist, analysiert das Spiel, er stellt Theorien auf, wie er beim Roulette zuverlässig Gewinne erzielen kann. Er will die Mechanismen durchschauen, die Wahrscheinlichkeit berechnen, wie das Spiel Gewinn abwirft. Biermann besucht regelmäßig die Spielbank, um seine theoretischen Ansätze in der Praxis auszuprobieren. »Die Bank kann man auf lange Sicht nicht schlagen, bei Roulette verliert man auf lange Sicht. Mit dieser Feststellung war für mich auch das Spiel nicht mehr attraktiv«, sagt Biermann. Er ist zu rational, um Geld dort zu investieren, wo die Wahrscheinlichkeit groß ist, es zu verlieren. »Ich hatte eine mathematische Motivation«, erklärt er. »Die Theorie hat nicht funktioniert, also bin ich diesem Spiel ferngeblieben.« Ein Verhalten, das die Spielbanken ruinieren würde.

Andreas Biermann interessiert sich mehrere Jahre nicht mehr für Glücksspiele. Als er wegen seiner schweren Knieverletzung einen Antrag auf Sportinvalidität stellen muss, kommt er in Neuruppin als Co-Trainer unter. Durch Zufall sieht er 2004 an einem Abend ein Pokerturnier im Fernsehen, es ist die Zeit, als der Pokerboom Deutschland erreicht und in die Fernsehkanäle sickert. Der Sieger des TV-Pokerturniers wird mit 300.000 Euro belohnt. »Da bin ich hellhörig geworden«, erinnert er sich. Im Internet sucht er nach Lektüre, die das Spiel erklärt. Biermann vertieft sich in die Poker-Literatur, er liest an Theorie, was er zu lesen bekommt. Biermann begeistert sich schnell für das Pokern. »Ich habe gemerkt, dass das Spiel einen sehr hohen mathematischen Anteil hat«, sagt er. Pokern ist für ihn mehr als ein Spiel, das nach dem Zufallsprinzip funktioniert. Beim Poker erkennt er einen Vorteil, er erkennt Gesetzmäßigkeiten, Setzmuster, die er beim Roulette nicht findet. »Da spielst du gegen die Bank, beim Poker gegen Mitspieler.« Mitspieler haben Schwächen, die man erkennen und ausnutzen kann.

Wie schon beim Roulette will Biermann auch beim Pokern nicht nur seine Zeit vertreiben. »Wenn man die Zusammenhänge versteht, kann man da sehr viel Geld verdienen«, hat Biermann schnell erkannt. Dass auch im Mannschaftsbus gepokert wird, lässt ihn kalt: »Ich wollte um großes Geld spielen und nicht, um zehn Euro zu gewinnen. Dafür war mir die Zeit zu schade.« Er fühlt sich anderen Spielern überlegen. Er hält sich für einen guten Analytiker, der berechnend genug ist, um andere zu schlagen. Andreas Biermann ist keiner der Spieler, die sich von Gefühlen verleiten lassen. Er betrachtet Glücksspiel ganz nüchtern. Nach den Gesetzen der Wahrscheinlichkeitsrechnung ist Spielglück planbar. Davon ist Andreas Biermann überzeugt. Es ist eine Möglichkeit, die ihn fasziniert. Die auch den Schmerz ein wenig eindämmt, den er empfindet, wenn er an sein kaputtes Knie denkt. Und an seinen zerstörten

Traum, als Fußballprofi Karriere zu machen und seinen Eltern ein Haus zu schenken.

Nur wenige Tage nachdem sich Biermann zum ersten Mal mit Pokern beschäftigt hat, gewinnt er ein Turnier, an dem 4.000 Spieler teilnehmen. Ein Preisgeld ist nicht zu gewinnen, Biermann fühlt sich schnell unterfordert, wenn er an diesen Laientischen sitzt. Er beginnt um Geld zu spielen, er setzt 50 Euro und macht ganz schnell 500 daraus. »Da hat sich mein logischer und analytischer Vorteil finanziell ausgezahlt.« Zeit, um dem neuen Gelderwerb nachzugehen, hat Biermann genug. In Neuruppin wird nur einmal am Tag trainiert, die interessanten Turniere finden abends statt, beginnen oft erst um 20 Uhr. Nach einigen Wochen fühlt sich Biermann fit für die großen Turniere, die bis zu zwölf Stunden lang dauern können. Er gewinnt sein erstes großes Turnier. Sein Einsatz beträgt zehn Dollar, als das Turnier nachts um 3 zu Ende geht, hat Biermann 4.200 Dollar gewonnen. »3.000 Euro in sieben Stunden, das war Wahnsinn«, sagt er. Er zeigt Ausdauer, bei diesen Veranstaltungen kommt man oft erst nach mehreren Stunden in die Gewinnzone. »Da war ein Glücksanteil dabei, aber auch viel spieltaktisches Geschick«, blickt Biermann zurück.

Nach diesem Sieg investiert Biermann in seine Weiterentwicklung, er sieht gute Möglichkeiten, beim Pokern zu Geld und Anerkennung zu kommen. Er kauft sich weitere Bücher, auch englische, DVDs, Fachliteratur von Profis, »alles womit man sich verbessern kann«. Anfang 2005 kann sich Biermann zur Zocker-Szene rechnen. »Ich hatte einen kleinen Namen in der Szene, da mal 1.000 Dollar gewonnen, da mal 500, das hat sich zusammen geläppert.« 2005 gewinnt »Mogilni« beim Online-Poker rund 10.000 Dollar. »Ich wurde für meine theoretische Arbeit entlohnt. Und ich habe Anerkennung von anderen bekommen, was eine große Motivation war«, erinnert sich Biermann. Seine damalige Freundin Juliane, heute seine Frau, fängt auch an zu pokern. Sie ist stolz auf ihren Freund, freut sich über das Extrageld, das ihnen nun zur Verfügung steht. Dass Biermann drei bis vier Mal die Woche die halbe Nacht pokert, nimmt sie dafür in Kauf. Erst später stört sie sich daran, dass ihr Freund regelmäßig über Stunden am Computer sitzt. Biermann hat sich einen Bereich abgesteckt, in den er abtauchen kann. Wo er nicht reden muss, wo niemand ihn kontrolliert. Nach und nach wird er zum Einzelgänger mit dem Pokerface, der vor sich hinwerkelt an den virtuellen Spieltischen.

Biermann qualifiziert sich für wichtige Turniere wie das »Sunday million«, an dem 8.000 Spieler mitzocken. Der Sieger erhält ein Preisgeld von 200.000 Dollar, Biermann hält sich gut und gewinnt 1.000 Dollar in einem Teilnehmerfeld, in dem einige Profis mitspielen. »Ich habe mich bald für den Größten gehalten, weil ich auf diesem Level auch regelmäßig verdient habe«, sagt er. Aber Biermann, lange ein Spieler kalt bis ans Herz, bemerkt, dass seine Stimmungen schwanken. Dass er manchmal unkonzentriert ist, manchmal aggressiv spielt und zu viel wagt, wo er sich sonst zurückgezogen hat. Biermann merkt, dass seine »Stimmungsschwankungen sehr teuer werden können«. Heute weiß er, dass er anders gepokert hat, wenn er sich in einer depressiven Phase befand. »Wenn ich schlecht drauf war, hatte ich meine ›Tilt‹-Phase, wie man das in Pokerkreisen nennt. Wenn man auf ›Tilt‹ ist, neigt man dazu, unkontrolliert zu spielen und Geld zu verlieren.«

Als Biermann im Sommer 2006 zu Union Berlin wechselt, lernt er Nico Patschinski kennen und weitere Spieler, die viel Zeit und Geld beim Glücksspiel lassen. Für Biermann steht immer noch der Fußball im Vordergrund. »Ich habe nicht die Nacht durchgepokert und bin dann um acht zum Training gefahren. Ich habe darauf geachtet, dass der Lebenswandel stimmt, um vernünftig Fußball spielen zu können.« Professor Poker ist bei Union beliebt, seine Ratschläge sind bei den Glücksspielern gefragt. »Das hat mir auch Selbstvertrauen gegeben. Wenn andere in gewisser Form zu mir aufgeschaut und um Hilfe gefragt haben.« Beim Pokern holt sich Andreas Biermann auch die Selbstbestätigung, die er braucht und die ihm im Fußball nur dosiert zufällt. Wenn er pokert, spielt er immer auch um Anerkennung. »Da hat sich eine gewisse Sucht entwickelt«, sagt er, »eine Sucht nach Erfolg und Bestätigung.«

Nachdem die Vertragsverlängerung mit Union Berlin geplatzt war, aber auch der geplante Wechsel zum FC St. Pauli nicht zustande kommt, ist Andreas Biermann arbeitslos. In Duisburg hält er sich im Trainingscamp für arbeitslose Fußballprofis fit, abends probt er den Ernstfall: Biermann pokert, weil er kaum noch Geld hat. Er bekommt kein Geld vom Arbeitsamt, da er sich darauf verlassen hatte, dass der Wechsel ans Hamburger Millerntor schon perfekt sei. Während der Zeit in Duisburg gewinnt er zwei Online-Turniere, einmal bekommt er für 20 Dollar Einsatz 4.000 Dollar Gewinn ausbezahlt, einmal für 50 Dollar Einsatz 3.000 Dollar. »Das hat mir gezeigt, dass ich vermutlich davon leben könnte, wenn ich es professionell betreiben würde«, sagt Biermann. Aber er verdrängt, dass sich seine Spielweise verändert hat. Aus dem umsichtigen Pokerspieler ist an manchen Tagen ein Risikospieler geworden, der Probleme hat, das Spiel zu beenden. Der, anstatt auszusteigen, seinen Einsatz erhöht.

Spiel ums Leben

Juliane Biermann mag es nicht, wenn René Schnitzler zu Besuch kommt. Dann geht er mit ihrem Mann in den Partykeller, wo sie pokern, Stunde für Stunde, manchmal die halbe Nacht.

Andreas Biermann benimmt sich dann anders als sonst, sie hört Jubelschreie und Flüche. Juliane Biermann hat das Gefühl, dass ihr Mann viel lebendiger und ausgelassener ist, als wenn er mit ihr zusammen ist. Außerdem erzählt ihr Mann von Summen, die aufs Spiel gesetzt werden, dass sie ihm am liebsten den Umgang mit Schnitzler untersagen würde.

René Schnitzler ist wie Biermann als Profi beim FC St. Pauli angestellt. Er investiert mehr Energie in das Glücksspiel als in den Fußball. Schnitzler hat alle Anlagen, um sich im Profifußball durchzusetzen. Er hat mehr Talent als andere, er ist groß und torgefährlich, als Mittelstürmer schaffte er es in die Jugendnationalmannschaften U19 und U20. Aber Schnitzler liebt alles, was eine Karriere bremsen und verhindern kann. Er ernährt sich wie er will, hat ständig ein paar Kilo zu viel auf den Rippen, zuckerhaltige Getränke und Fastfood schmecken ihm besser als sie sollten. Und eine Zigarette findet immer noch Platz zwischen den Fingern, die viel zu oft die Spielkarten halten. Schnitzler liebt schnelle Autos und das Glücksspiel. Dort verliert er alle Hemmungen, spielt um hohe Summen. Schnitzler lebt wie ein Hasardeur, er kennt alle Laster aus der Praxis. Er ist leichtsinnig, er denkt nur an den Augenblick, nicht an morgen und die Konsequenzen seines verrückten, unbedachten Lebens. Schnitzler gewinnt auch größere Summen, aber das Geld bleibt nie lange bei ihm. Einmal bestellt er einen Bagger in den Garten seiner Eltern, der soll ein Loch für ein Schwimmbad ausheben, das er ihnen schenken will. In der Woche darauf muss er seine Mutter um 20 Euro anpumpen, er hat Hunger und nur noch Schuldscheine in der Tasche. Ein anderes Mal verlässt er das Kasino mit 180.000 Euro Gewinn. Vier Tage später ist das Geld wieder weg. Vom Charakter her hat »Schnitzel«, wie der Stürmer beim FC St. Pauli genannt wird, keine Ähnlichkeit mit »Biere«, wie Andreas Biermann gerufen wird.

Biermann ist introvertiert, in sich gekehrt, er grübelt sich oft durch den Tag. Nach seinem Suizidversuch wird man bei ihm eine Depression feststellen, die schon jetzt seine Tage prägt. Biermann wird im Team akzeptiert, aber die Beziehung zu den meisten Mitspielern endet dann, wenn er das Trainingsgelände verlässt. Es fällt ihm schwer, auf die anderen zuzugehen. Nur bei einem Thema ist Biermann offen und auch gefragt: Pokern. Das ist auch die Passion, die Schnitzler und Biermann aneinanderschweißt. Schnitzler spielt nicht nur Poker, er spielt alles, womit man Geld gewinnen und verlieren kann. Er platziert auch Sportwetten, oft sind es Summen, die Biermann den Schweiß auf die Stirn treten lassen. Schnitzler lacht dann. Wenn Geld verloren geht, muss er sich halt neues organisieren. Er ist dabei erfinderisch, er leiht sich Geld von Zuhältern und Kredithaien. Die Post öffnet er nicht mehr, es könnten Rechnungen und Mahnungen darunter sein. Seine Schulden steigen.

Als Andreas Biermann nach Hamburg in eine kleine Wohnung in Alsterdorf zieht, die eher auf einen Studenten zugeschnitten ist als auf einen Fußballprofi, pokert er kaum. Seine Tochter Talea ist erst vor kurzem zur Welt gekommen, Biermann beschäftigt sich mit seiner Familie und dem Alltag zu dritt. Das ändert sich, als Schnitzler Biermann als Ratgeber einspannt. »Er hat mich gefragt, ob ich ihm Tipps geben könnte, weil er auf lange Sicht viel verloren hat. Wir waren später rund um die Uhr zusammen«, erzählt Biermann. Oft sitzen sie im Reihenhaus der Biermanns im Partykeller, das die Familie inzwischen in Schenefeld bezogen hat. Manchmal pokern die beiden auch auswärts, in dunklen Hinterzimmern. Biermann fühlt sich dort aber nicht wohl, während Schnitzler sich vergnügt an jeden Tisch setzt, an dem Geld die Besitzer wechselt. Angst und Skrupel kennt er nicht. Juliane Biermann betrachtet das Gespann skeptisch. Sie weiß, dass Schnitzler nicht mit Geld umgehen kann. Aber sie akzeptiert die Pokerrunden des Duos, auch weil ihr Mann immer noch das Haushaltsgeld mit kleineren Gewinnen aufbessert.

So unterschiedlich »Schnitzel« und »Biere« auch sind, sie verstehen sich prächtig. Der grüblerische Biermann und Schnitzler, leichtsinnig und heiter, ergänzen sich gut. Schnitzler versteht es, ein wenig von der bleiernen Ernsthaftigkeit aus Biermanns Gedanken zu vertreiben. Biermann erklärt Schnitzler Strategien, wie er mit weniger Risiko gewinnen kann. Sobald Schnitzler alleine pokert, vergisst er alle vernünftigen Argumente und taktischen Erwägungen. Er spielt unüberlegt und aggressiv. »Er hat nicht an Konsequenzen gedacht. Er hatte manchmal einen intelligenten Ansatz, der naiv durchgezogen wurde und zur Katastrophe führte«, hat Biermann schnell erkannt. Schnitzler kann nicht aufhören zu spielen, auch wenn er schon so viel gewonnen hat, dass es nur noch weniger werden kann. »Wenn er aus 2.000 Euro 6.000 gemacht hat, wollte er daraus 10.000 Euro machen. Wenn er die hatte, wollte er 20.000 machen. Er war nie zufrieden und wurde immer größenwahnsinniger.« Wenn Schnitzler verliert, ärgert er sich kurz, dann ist es vergessen. »Er war so schmerzfrei, wenn er verloren hat. Er hat neues Geld besorgt und dann ging es weiter.« Schnitzler bewegt sich in Kreisen, in denen man sich besser nicht zu lange aufhält. Er verdient und verliert Summen, die ein Zweitligaprofi mit dem Fußball nicht bewegen kann.

Die Saison 2008/2009 läuft an, es ist Biermanns zweite am Millerntor. Biermann hangelt sich von einer Verletzung zur nächsten, er ist deprimiert, die Pokerstunden mit Schnitzler lenken ihn davon ab, dass er mehr Zeit im Rehazentrum verbringt als auf dem Fußballplatz. Sponsor des FC St. Pauli ist ein Wettanbieter, der auch Pokerturniere ausrichtet. Regelmäßig werden Profis auf offizielle Sponsorentermine zum Pokern geschickt, auch Biermann und Schnitzler. Wenn es geht, stecken die beiden die Köpfe zusammen und pokern. »Eine der größten Stärken der erfolgreichsten Pokerspieler ist Disziplin. Die verlieren auch, aber die riskieren dann nicht Kopf und Kragen«, ist eine grundlegende Erkenntnis Biermanns. Lange Zeit hat er sich an diese Grundregel gehalten, seit er mit Schnitzler zusammen ist, spielt er riskanter. »Er hat sehr hoch gespielt, mit einem unvernünftigen Einsatz. Durch den Kontakt zu ihm habe ich auch meine Einsätze erhöht.«

Schnitzler kann seine Spielsucht nicht mehr kontrollieren, er häuft immer mehr Schulden an. Sportlich spielt er längst keine Rolle mehr, Trainer Holger Stanislawski ist die ewigen Eskapaden leid. Schnitzler ist offiziell krank geschrieben. Er beschließt, das Metier zu wechseln, er will Pokerprofi werden. Während seine Mitspieler um Punkte spielen, fährt er zu großen Pokerturnieren nach San Remo und Monte Carlo, wo am Nebentisch Boris Becker spielt. »Er hat in seinem Leben viele Sachen gemacht, die vermutlich kein Zweiter machen wird«, sagt Biermann. Inzwischen hat René Schnitzler eine Therapie hinter sich, er will noch mal versuchen, in den Profifußball zurückzukehren.

In der Saison 2008/2009 stößt mit Marius Ebbers ein passionierter Pokerspieler zu dem ungleichen Duo. Ebbers interessiert sich wie Biermann für Spielstrategien, er liest viel, er spielt nicht, um zu spielen. Die drei treffen sich regelmäßig, schauen sich beim Pokern zu, am Sonntag spielen sie immer Turniere. »Man kann sich online suchen, von den anderen die Tische aufmachen und gucken, wie die spielen«, erklärt Biermann. Sonntag ist Pokertag, da startet alle 30 Minuten ein neues Turnier, manchmal spielen sie parallel an fünf oder sechs Tischen. Für Biermann ist Pokern an mehreren Tischen gleichzeitig eine geistige Herausforderung, es ist »Denksport« für ihn.

An einem Sonntagabend im Frühjahr 2009 sind alle drei online, Biermann spielt ein 100-Dollar-Rebuy-Turnier, das um 20 Uhr anfängt und an dem 1.100 Spieler teilnehmen. Morgens um halb vier steht fest, dass Biermann das Turnier gewonnen hat und 73.000 Dollar, über 50.000 Euro. Von seinem Gewinn will Biermann Ebbers die Spieleinsätze für den kommenden Sonntag bezahlen, ungefähr 1.500 Dollar. Dafür will der Stürmer 50 Prozent der Einnahmen abtreten, wenn er gewinnt. Ebbers nimmt eine größere Summe ein, überweist noch am selben Abend die Hälfte an Biermann. Für Andreas Biermann und seine Frau, die beiden haben im November 2008 geheiratet, sind die Gewinne eine große Hilfe. Biermann zählt ohne regelmäßige Einsätze zu den Kleinverdienern bei St. Pauli, er hat einen stark leistungsbezogenen Vertrag unterschrieben. Da er monatelang nicht spielt, fehlt immer Geld. Jetzt können die beiden Autos abbezahlt werden und ein Kredit ausgelöst werden. »Wir waren plötzlich schuldenfrei, es blieb sogar noch was über.«

Wenige Wochen vor dem Pokergewinn, am 8. Februar 2009, bestreitet Andreas Biermann sein erstes Saisonspiel. Biermanns Eltern sind aus Berlin angereist, nach 40 Minuten macht sich Erstaunen breit auf seinem Gesicht. Er spürt, wie das Gelenk ganz langsam aus der Pfanne rutscht, dieses Mal ist es die linke Schulter. Biermann ist völlig niedergeschlagen, nur das Pokern hält ihn davon ab, zu lange zu grübeln. Die Pokererfolge schmeicheln Biermanns Ego, das durch die Verletzungsserie angeknackst ist. Auf einmal scheint auch der Bau des Traumschlosses für die ganze Familie wieder möglich zu sein. Der ist immer noch Biermanns Lebenstraum, »durch den Pokergewinn war das plötzlich wieder eine Möglichkeit geworden«. In der Nähe von Berlin findet die Familie ein Grundstück, in »das sie sich sofort verlieben«. Hier soll das Haus entstehen, in dem Biermann mit seiner Familie und den Eltern leben will. Es sind Tage, an denen die Verzweiflung über seine Verletzungen durchbrochen wird von der Hoffnung, diesen Traum endlich verwirklichen zu können.

Das Grundstück kostet 70.000 Euro, 15.000 davon sollten angezahlt werden. Von dem Pokergewinn blieb ungefähr die Summe übrig, die für die Anzahlung des Grundstückes benötigt wird, nachdem die Schulden abbezahlt und die Kredite ausgelöst waren. Aber Biermann will noch mehr Geld vom Pokertisch ziehen, dann könnte das Traumschloss noch großzügiger ausfallen. »Hätte ich damals aufgehört zu pokern, wäre alles gut gewesen«, sagt Biermann. Aber er spielt weiter. Er glaubt daran, dass seine Serie anhält, obwohl die Wahrscheinlichkeit und auch seine Erfahrungen dagegen sprechen. »Nach dem Gewinn war ich auch in der Online-Welt sehr bekannt, weil ich ein sehr anerkanntes Turnier gewonnen habe. Man bekommt in den Foren großen Respekt. Die Pokerwelt ist ein bisschen wie die Fußballwelt, es gibt Fangemeinschaften, da gab es guten Zuspruch«, sagt Biermann. Seinem Ruf fühlt er sich verpflichtet, er will zeigen, dass seine Gewinne keine Zufallstreffer waren.

Biermann bricht mit der Regel, mit kleinen Einsätzen einzusteigen und aufzuhören, wenn das Spiel nicht gut läuft. »Ich habe den Fehler gemacht, dass ich zu früh mit hohen Summen gespielt habe.« Biermann verliert kleinere Summen. Seine Bilanz bleibt aber positiv. Aber er ist dabei, seine eigenen Regeln und Gesetze auszuhöhlen. Die Disziplin, die ihn beim Pokern stark gemacht hat, bröckelt immer mehr. Er ist dabei, den Halt zu verlieren, Gedanken daran wischt er schnell beiseite. Auch Juliane Biermann bemerkt, dass sich ihr Mann verändert. »Er hat immer sehr kontrolliert und vernünftig gespielt«, sagt sie. »Aber irgendwann ist er ein bisschen größenwahnsinnig geworden und ins Strudeln geraten. Er hatte sich nicht mehr im Griff.«

Als Biermann seine Schulteroperation überstanden hat, wird er über Monate nicht in den Kader berufen. Er fühlt sich überflüssig. Es ist Oktober geworden, Biermann ist fit, bekommt aber keine Chance. Biermann ist immer mehr zum Spielball seiner Depression geworden, dunkle Schatten verfinstern seine Gedanken. Immer öfter verfängt er sich in »Grübelschleifen«, er schaut fern mit seiner Frau, aber er schaut nicht hin. In seinem Kopf laufen stärkere Bilder, düstere Bilder. Es ist wie ein schwarzer Wirbel, der ihn nach unten ziehen will. Seine Frau sorgt sich, Biermann verstellt sich und lügt, niemand soll merken, wie es um ihn steht. Er flüchtet immer öfter aus diesem Körper, der ihn zu oft enttäuscht hat. Biermann betrachtet sich als Fremden, wie eine dritte Person, die ihn nichts angeht. Wenn er alleine ist, sitzt er da, schüttelt den Kopf und grinst.

An einem Abend Anfang Oktober bricht er seine wichtigste Regel: Er pokert nicht, wenn er sich nicht gut fühlt. Jetzt fängt er zu pokern an, obwohl er deprimiert ist. »An diesem Abend war mir alles egal, ich habe mein Pokergeld recht schnell verloren, mit viel Pech, aber es war weg.« Über mehrere Tage verliert er 5.000 Euro vom Baugeld, seiner Frau erzählt er nichts davon, er will das Geld wieder einspielen. Seine Frau wird misstrauisch, weil er »nur da saß und gestarrt hat«. Immer wenn das Gespräch auf das Grundstück und das Geld kommt, verhält sich Biermann merkwürdig. »Sie hat gesagt, es stimmt was nicht mit dir, du bist so nachdenklich. Ich hatte immer im Kopf, wie ich dieses Geld wieder rein hole«, erzählt Biermann. Er lügt und beschwichtigt seine Frau. »Du kannst mir glauben, ich würde niemals an das Geld gehen«, sagt Biermann seiner Frau, »nie im Leben.«

Am 16. Oktober 2009 spielt der FC St. Pauli in Oberhausen, Biermann steht im Kader und wird für sechs Minuten eingewechselt. Abends nach dem Spiel versucht er »das Geld wieder reinzuholen, ich hab's nicht geschafft. Es hätte mir eigentlich besser gehen müssen. Ich hatte meinen ersten Saisoneinsatz, aber selbst beim Fußball konnte ich keine Freude mehr empfinden. Ich war eiskalt und wie betäubt.« Am nächsten Tag spielt Biermann wieder und verliert. Er ist in schlechter Verfassung. »Diese Verluste haben auch ein depressives Grübeln ausgelöst«, sagt er. Seiner Frau geht er aus dem Weg, er zieht sich in den Partykeller zurück, spielt auch an den nächsten Tagen ohne Erfolg.

Am 19. Oktober will er sich sein Geld zurückholen, er ist wie besessen davon. Marius Ebbers ist an diesem Abend auch online und beobachtet Biermann beim Pokern im Internet. Ebbers ist erst erstaunt, weil es »da relativ hoch herging«. Biermann spielt mit hohem Risiko, es ist als ob er Schnitzler imitieren wolle. Je länger Ebbers zuschaut, desto größer wird seine Besorgnis. »Er spielte wie ein Verzweifelter. An diesem Abend ist wohl die Sicherung bei ihm durchgeknallt«, erinnert sich der Stürmer.

Biermann spielt »Cash Game, direkt ums Geld. Ich bin direkt mit dem Geld ran und wollte zurückholen, was fehlte«. Es ist der letzte Abend, an dem Biermann spielt. Er riskiert so viel wie noch nie. Der Einsatz ist sein Leben. Als er aufhört, hat er 20.000 Euro verspielt. Die Ankaufsumme für das Grundstück, auf dem das Traumschloss entstehen soll. Als seine Frau ihn zur Rede stellen will, erfasst ihn der schwarze Wirbel, so heftig, dass er ihn umreißt wie ein Papiermännchen.

Biermann holt an diesem 19. Oktober einen Schlauch aus dem Hobbyraum und fährt davon. Den Schlauch hat er sich einige Tage zuvor gekauft, als er nicht mehr weiter wusste. Der Schlauch soll Abgase in sein Auto leiten. Es ist nicht das verspielte Geld, es ist sein Leben, das er nicht mehr erträgt.

Der Regen prasselt herab, als wolle Gott die Menschen bestrafen. Es ist der erste Todestag von Robert Enke. Er fährt zu der Stelle, wo Enke auf einen Zug gewartet hatte. Der Regen schlägt ihm ins Gesicht, aber er schafft es, eine Kerze anzuzünden und an die Schienen zu stellen. Als kurz darauf ein Zug vorbeidonnert, sacken seine Knie zusammen. Hier ist es also passiert, fährt es ihm durch den Kopf. Einen kurzen Moment stellt er sich direkt neben die Schienen, um sich vorzustellen, wie ein Zug auf ihn zugerast kommt. Das Gefühl, sich vom Leben verabschiedet zu haben, kennt er schon. Schnell springt er herunter von dem Schottergeröll, zurück auf festen Boden, zurück ins Leben.

Kapitel 6
Das gelähmte Leben

Im Camp der Arbeitslosen

»Wir hatten viel Spaß, manchmal haben wir uns Torten-schlachten geliefert und waren völlig ausgelassen«, erinnert sich Juliane Biermann, man kann die Wehmut in ihrer Stimme hören. Als sie Andreas in Neuruppin kennenlernt, heißt sie noch Wittkopf. Biermann wirkt unbekümmert und lebenslustig. Sie unternehmen viel zusammen, anders als heute muss man ihn nicht dazu drängen, aus dem Haus und unter Menschen zu gehen. Andreas Biermann ist für jeden Quatsch zu haben.

Nichts erinnert daran, dass Biermann sich in Neuruppin das Leben nehmen wollte, nachdem er mit einem irreparablen Knieschaden den Antrag auf Sportinvalidität hatte stellen müssen. Biermann hatte sich unter einem Vorwand eine Packung mit 20 extra starken Schlaftabletten von seiner Mutter besorgen lassen, die in einer Apotheke arbeitete. Der Mannschaftsbetreuer von Neuruppin leide unter schweren Schlafstörungen, hatte er seiner Mutter erzählt. »Ich hatte erstmals Suizidgedanken. Ich wollte die Tabletten für alle Fälle bereit liegen haben. Wenn ich gehen wollte, sollte ich dazu in der Lage sein. Dann sollte es schnell gehen«, sagt Biermann. Wenn eine Tablette ausreichte, um schlafen zu können, so hatte er ausgerechnet, dann sollten 20 genügen, um nicht mehr aufzuwachen. Gerade als er die Tabletten schlucken wollte, war sein Schwager vorbeigekommen und hatte ihn bei seinem Vorhaben gestört.

Nach zwei Nächten wird Biermann wieder aus der Psychiatrie entlassen. Die Diagnose: Burnout-Syndrom. In der Familie wird nie darüber gesprochen. Der Aufenthalt in der Psychiatrie ist eines der unangenehmen Themen, die in der Familie schon immer tot geschwiegen werden. Auch Biermanns Freundin Juliane ahnt nicht, dass Andreas sich das Leben nehmen wollte. Sie weiß nur, dass er einige schwere Tage hinter sich hat, nachdem erst sein Knie mit Bakterien infiziert worden und anschließend seine Beziehung in die Brüche gegangen war.

Als Co-Trainer arbeitet er beim MSV Neuruppin, er ist erst 23. Manchmal, wenn ein Trainingsspiel ansteht, füllt er eine der beiden Mannschaften auf. Er hält gut mit, das kaputte Knie reagiert auf Belastungen besser als erwartet. Biermann schöpft Hoffnung und lässt sich noch mal untersuchen. Bei einer erneuten Operation wird der lädierte Knorpel geglättet, Biermann kann wieder Fußball spielen, unter Schmerzen und mit Tabletten, aber immerhin. Er zieht den Antrag auf Sportinvalidität zurück. Für ihn ist es so, als habe man ihm ein zweites Mal das Leben geschenkt. Kurz darauf lernt er Juliane Wittkopf kennen, über Monate genießen sie ihr Glück. Andreas wirkt aufgeräumt, von Schwermut keine Spur. In Neuruppin ist er nun der verlängerte Arm von Trainer Christian Schreier auf dem Spielfeld. Fußballerisch ist er den anderen Akteuren des Verbandsligisten überlegen, trotz der Probleme, die das Reizknie gelegentlich verursacht.

Christian Schreier wechselt im April 2006 in die Hauptstadt Berlin, zum Regionalligisten Union. Er möchte seinen besten Spieler mitnehmen, Andreas Biermann folgt ihm im Sommer 2006. Für Andreas Biermann beginnt eine Saison, wie sie besser nicht verlaufen könnte. Er ist zurück in seiner Heimatstadt, er setzt an zu einem unverhofften Comeback. Biermann spielt im zentralen defensiven Mittelfeld, er hat das Spiel vor sich, kann seine Schnelligkeit und Technik ausspielen, ist torgefährlich. Von Verletzungen bleibt er verschont, Biermann ist eine der Stützen bei Union. Bei den Fans ist »Biere« beliebt, Biermann hängt an Union und am Stadion Alte Försterei, es ist mehr als ein Arbeitsverhältnis. Union Berlin ist für ihn schnell zur Herzensangelegenheit geworden. Als die Saison endet, soll Andreas Biermann seinen Vertrag verlängern, es wird nur eine Formsache sein, denken alle. Der Verein, Biermann und die Fans.

Aber als der Vertrag verlängert werden soll, tritt der Zweitligist FC St. Pauli auf den Plan. Er hat bei Biermanns Berater Henry Hennig Interesse bekundet, Biermann soll am Hamburger Millerntor Ian Joy ersetzen, den Linksverteidiger zieht es zurück in die USA. Finanziell wäre der Wechsel nach Hamburg für Andreas Biermann keine Verbesserung, aber die ersehnte sportliche Perspektive, die er schon abgeschrieben hatte. Der Traum vom Profi-Fußball scheint plötzlich wieder ganz nahe zu sein. Nur Biermanns Unterschrift fehlt noch, so jedenfalls wird ihm der Stand der Vertragsverhandlungen geschildert. Biermann verkündet bei Union seinen Abschied, was ihm schwer fällt. Noch heute hört Biermann manchmal die Hymne der »Eisernen«, gesungen von Nina Hagen.

Wo riecht's nach verbranntem Rasen?
Eisern Union, Eisern Union
Da wo wir zum Angriff blasen
Eisern Union, Eisern Union
Es kann nur einen geben
Eisern Union, Eisern Union
Wir werden ewig leben
Eisern Union, Eisern Union

Aber die Verhandlungen mit dem FC St. Pauli platzen, warum hat Biermann bis heute nicht verstanden. Sein Berater und der Klub weisen sich gegenseitig die Schuld zu, nur eines steht fest: Der Verlierer des Vertragswirrwarrs ist Andreas Biermann. Für die Fans von Union ist er jetzt der Judas, einer, der bereit zu sein scheint, Liebe gegen Geld einzutauschen. Aber Biermann ist nicht so abgebrüht, er leidet so sehr an dieser Situation, an den Vorwürfen der Fans, dass wieder trübe Gedanken aufziehen. Noch nie hat er sich mit einem Klub so identifiziert, sich so geborgen gefühlt, jetzt wird er in den Fanforen als Abzocker beschimpft und verhöhnt. Biermann sitzt nicht nur ohne Verein da, er fühlt sich zu Unrecht angefeindet. In seinem Kopf hat sich ein Gefühl festgesetzt: Alles, was er anfasst, geht schief. Auch wenn er sich dafür abmüht.

Als die neue Saison anläuft, meldet er sich im Camp der arbeitslosen Fußballprofis in der Sportschule Wedau in Duisburg an. Sein Berater hat ihm dazu geraten, das Camp wird von der Vereinigung der Vertragsfußballer organisiert, Trainer ist Karsten Baumann, langjähriger Profi des 1. FC Köln. Hier soll Biermann sich fit halten, weit weg von Berlin, nach einer starken Saison. Vor wenigen Wochen buhlten gleich zwei Klubs um ihn, jetzt sitzt er in Duisburg, gemeinsam mit anderen arbeitslosen und frustrierten Profis. Die Stimmung ist gereizt und niedergeschlagen. »Ich war mit meiner Situation total unzufrieden und habe überhaupt nicht verstanden, warum ich im Arbeitslosencamp sein muss«, sagt Biermann. Finanzielle Unterstützung vom Arbeitsamt bekommt er nicht, da er keinen Antrag auf Arbeitslosengeld gestellt hat. Andreas Biermann war fest davon überzeugt, dass er zum Saisonstart entweder für den FC St. Pauli oder weiter für Union Berlin auflaufen würde. Um über die Runden zu kommen, spielt er zwischen den Trainingseinheiten und abends Online-Poker im Camp der arbeitslosen Profis. Die finanziellen Nöte belasten ihn zusätzlich.

Als Biermann nach mehreren Wochen nach Berlin zurückkehrt, ist er deprimiert. Seine Freundin Juliane erschrickt, als sie ihn wieder sieht. Aus dem lustigen Biermann ist ein nachdenklicher Griesgram geworden, der nicht mehr recht daran glaubt, dass seine Karriere noch Fahrt aufnehmen kann. Nach drei Monaten heuert Biermann beim Oberligisten Tennis Borussia Berlin an. Trainiert wird nur einmal am Abend auf Kunstrasen. Biermann ist einer von zwei Profis, die anderen Mitspieler arbeiten tagsüber. Oft sitzt er tagsüber da und grübelt. Mit 26 in der Oberliga, was ist nur aus seinem Traum vom großen Fußball geworden? Bei Tennis Borussia zu spielen ist für ihn, als ob ein virtuoser Geiger immer vor Taubstummen auftreten müsste. Wenn er allein ist, schüttelt er immer wieder den Kopf und grinst. Es sieht aus, als ob er weinen würde. Aber Biermann kann nicht mehr weinen.

Schicksal als Trott

»Warum ich? Warum immer ich? Warum muss es immer mich treffen?« Das sind die Fragen, die sich Andreas Biermann immer wieder stellt, nachdem er mit Union Berlin seine sportliche Heimat verloren hatte und mit Tennis Borussia Berlin in der Oberliga spielt. Pflichtbewusst geht er seinem Job nach, aber die Begeisterung fehlt, selbst Fußball ist in diesen Wochen zur Routine geworden. Als er nicht mehr damit rechnet, kommt der Wechsel zum FC St. Pauli doch noch zustande.

Als der Transfer Anfang 2008 perfekt gemacht wird, kann sich Biermann nicht mehr richtig darüber freuen. Der Vertragspoker mit St. Pauli, der Ärger mit Union, das hat ihn belastet. Die Wochen im Camp der arbeitslosen Fußballer waren deprimierend für ihn. Dort sitzt er mit frustrierten Fußballern zusammen, die ihre Träume von der großen Karriere aufgeben müssen. Es kommt Biermann so vor, als ob der Geruch von zerplatzten Illusionen über dem Camp liege. Es ist schwer, dort durchzuatmen. Ein Schatten legt sich auf sein Gemüt, sein Blick richtet sich auf das Düstere und nicht auf die hellen Momente der Tage.

Andreas Biermann erhält beim Zweitligisten St. Pauli zunächst einen Vertrag bis zum Saisonende. Er spielt auf Bewährung. Der Vertrag soll verlängert werden, wenn Biermann die Erwartungen erfüllt. Er mietet sich ein kleines möbliertes Zimmer in Hamburg-Alsterdorf, es ist eine Bude, wie sie Studenten zum ersten Semester anmieten. Wenn sie sich noch nicht sicher sind, ob der gewählte Studiengang zu ihnen passt. Biermanns Freundin Juliane bleibt in Berlin, das erste Kind ist gerade zur Welt gekommen, Tochter Talea. Biermann kommt in der Rückserie acht Mal zum Einsatz, davon fünf Mal über die gesamte Spieldauer. Der FC St. Pauli ist zufrieden mit dem Linksverteidiger und verlängert den Vertrag um zwei weitere Jahre. Der Kontrakt berücksichtigt, dass Biermann schon eine dicke Krankenakte gefüllt hat. Andreas Biermann bezieht ein niedriges Grundgehalt, er muss regelmäßig spielen, um finanziell gut über die Runden zu kommen. Biermann holt seine Familie nach Hamburg, in Schenefeld, in der Hamburger Peripherie, beziehen sie ein Reihenhaus. Die Standardlösung für Profis, die am unteren Ende der Gehaltshierarchie stehen. Andreas Biermann hat endlich den Sprung in die zweite Liga geschafft, er müsste zufrieden sein. Aber Biermann ist im Kopf nur müde.

Verzweifelt bemerkt Juliane Biermann, wie sich ihr Mann immer mehr abkapselt. »Mir war alles egal«, erzählt Biermann, »ich war willenlos, es war mir egal was ich esse, Fisch oder Fleisch, völlig egal, irgendwas.« Biermann sitzt oft auf der Couch, manchmal merkt er gar nicht, dass der Fernseher ausgeschaltet ist, obwohl er konzentriert darauf starrt. »Ich wollte mich möglichst unauffällig benehmen, aber es ging nicht mehr. Meine Frau musste mich ganz oft ansprechen, weil ich nicht mehr reagiert habe. Ich habe an gar nichts mehr teilgenommen, außer am Fußball.« Oft zieht er sich in seinen Hobbyraum im Keller zurück, wo auch der Pokertisch steht. Ihre Gefühle prallen an ihm ab, wie an einer Wand. Die depressive Erkrankung, an der Biermann leidet, die aber niemand erkennt, raubt ihm immer mehr seine Gefühle. Er ist kalt, gelähmt, in einer Sphäre gedämmter Emotionen. Nachts schläft Biermann kaum noch, er ist in einem Zustand, in dem quälende Gedanken verhindern, dass er einschläft. Morgens, wenn Talea schreit und er zum Training muss, kommt er kaum noch hoch. Die Tage sind wie quälende Aufstiege, jeden Tag muss er dafür mehr Kraft aufbringen. Er ist so erschöpft, dass er manchmal Ewigkeiten braucht, um sich zu rasieren, anzuziehen und die Schnürsenkel zu binden. Im Sommer verbringt St. Pauli das Trainingslager in Österreich, Biermann teilt das Zimmer mit Torwart Bene Pliquett. »Ich habe jede Nacht geguckt, wie er daliegt und schläft«, erzählt er. »Und ich, ich hatte Angst vor dem Morgen.« Aber er liebt Fußball, Biermann funktioniert, auch wenn es ihn mehr und mehr Energie kostet. Biermann fängt an, seine Spielweise umzustellen. Jahrelang war es eine seiner Stärken, mit Tempo und voller Euphorie auf der linken Seite nach vorne zu stürmen. »Jetzt habe ich angefangen zu überlegen: Ich muss ja wieder zurück, habe ich überhaupt die Kraft dafür?« Biermann verzichtet auf seine Vorstöße, er beschränkt sich darauf, sachlich seine Aufgaben in der Defensive zu verrichten. Im Training bemerkt er, dass er öfter nicht mit dem Kopf bei der Sache ist. Wenn der Trainer eine Übung erklärt, weiß er anschließend nicht mehr, was er angeordnet hat: Sollen wir mit zwei oder mit drei Kontakten spielen? »Das war manchmal so, als ob ich alles durch eine Watteschicht erleben würde«, erinnert er sich.

Kurz bevor die Saison beginnt, verletzt er sich im Training am vorgeschädigten Knie. Biermann wird aus dem Trainingslager nach Hause geflogen, er fühlt sich wie ein Kriegsverletzter, wie ein Invalider. Biermann muss wieder mal operiert werden und mehrere Wochen pausieren. Er weiß nicht mehr, wie viele Operationen er schon hinter sich gebracht hat. Die Phasen zwischen den Operationen, in denen er Fußball spielen kann, werden immer kürzer. »Manchmal lag ich auf dem Operationstisch und dachte: Warum macht ihr das denn noch? Es hat ohnehin keinen Sinn.« Es fällt ihm immer schwerer, sich zu quälen und wieder in Form zu bringen. Immer wieder meldet sich der Gedanke, dass seine Anstrengungen umsonst sind. Er fühlt sich wie Sisyphus: Wenn er sich von einer Verletzung erholt hat, dann holt ihn die nächste von den Beinen. Die Rückschläge häufen sich so, dass er keine Zeit findet sie zu verarbeiten. Biermann ist in einem Kreislauf negativer Erlebnisse gefangen. Verletzungen sind für ihn zum Schicksal geworden, das er als Trott empfindet.

Als er nach der Knieoperation gerade daran ist, sich in den Kader zurückzukämpfen, infiziert er sich mit Tuberkulose bei einer Fotografin, die für den Klub arbeitet. Biermann ist der einzige in der Mannschaft, der an Tuberkulose erkrankt. Obwohl er viel weniger mit der Fotografin zu tun hat als andere FC-Profis, steckt ausgerechnet er sich an. Er spürt, dass er das Unglück anzieht wie ein Magnet. »Als ich erfahren habe, dass ich Tuberkulose habe, konnte ich nur noch zynisch lachen«, sagt Biermann, »ich wollte gesund sein und endlich Fußball spielen. Aber ich kam einfach nicht mehr auf die Beine, es war wie verhext.«

Biermann ist erschöpft, die Tage zehren ihn aus, nachts liegt er wach und grübelt. Sein Gehirn wird überflutet mit Szenen aus Operationssälen. Er sieht, wie die Bakterien in seinem Knie wüten und versuchen, den ganzen Körper zu befallen. Seine Seele eitert. Tagsüber sitzt er oft da und grübelt, er starrt vor sich hin, als ob er etwas sehen könnte, was andere nicht sehen. Immer wieder stellt er sich die Fragen: »Warum ich? Warum immer ich? Warum muss es immer mich treffen?« Es ist, als ob er sich auf einem Weg befindet, der immer im Dunkeln, in einem Unglück endet.

Sein Engagement beim FC St. Pauli hat sich Biermann ganz anders vorgestellt. Nach der Vertragsverlängerung wollte er Stammspieler werden, mithelfen, dass der Millerntor-Klub wieder in die Erstklassigkeit zurückkehrt, aus der er sich 2002 verabschiedet hatte. Aber Biermann kennt nur die Bereiche gut, die jeder Profi meidet: Die Reha-Einrichtungen, die Arztpraxen, die Kummerecken, in denen Trainer und Manager zu verstehen geben, dass andere Profis im Vorteil sind. Biermann hat wenig vorzuweisen, was solche Argumente entkräften könnte. Es scheint so, als ob sein Körper die Belastungen des Profifußballs nicht aushalten könne.

Es wird Februar, der 8. Februar 2009, bis er sein erstes Spiel in dieser Saison bestreitet, der Gegner ist Greuther Fürth. Biermanns Eltern sind extra aus Berlin angereist, um die Saison-Premiere ihres Sohnes zu erleben. Biermann spielt auf der linken Abwehrseite, man merkt ihm nicht an, dass er lange hatte pausieren müssen. Biermann ist ein intelligenter, ein taktisch gut geschulter Fußballer, der leicht ins Spiel findet. Nach 40 Minuten macht sich Erstaunen breit auf Biermanns Gesicht. Er spürt, wie das Schultergelenk ganz langsam aus der Pfanne rutscht, dieses Mal ist es die linke Schulter, die ihm bislang noch keine Probleme bereitet hat. Dreimal hatte er sich schon die rechte Schulter ausgekugelt, jetzt lässt ihn die linke im Stich.

Die Kollegen flachsen, wie es im Sport üblich ist: »Du nimmst aber auch alles mit.« Er spürt, dass er Hilfe braucht, aber Biermann lacht auch, »aus Selbstschutz, man möchte ja keine Schwäche zeigen«. Als er schließlich zu Hause ist, merkt er jedoch, dass »da eine Grenze überschritten war«. In seinen Gedanken hat sich ein Monster eingenistet, das üble Gedanken vermehrt. Die Depression hat ihn erfasst, sie raubt ihm seine Energie, er schafft es gerade noch, seinen Alltag als Fußballer zu bestreiten. Sonst sitzt er oft da, starrt vor sich hin und grübelt. Auch die Geburt seines Sohnes Niklas im Frühjahr 2009 bringt ihn nicht auf andere Gedanken. Biermann ist bei der Geburt dabei, für ihn ist es so aufregend, wie wenn er Zeitung liest. Der Umgang mit seinen Kindern überfordert ihn schnell, seine Frau ist unzufrieden und lässt ihn das spüren. »Alle konnten sich mehr an den Kindern freuen als er«, sagt Juliane Biermann.

Für Andreas Biermann ist die Saison damit beendet, mit einer Bilanz, die niemanden zufrieden stellen kann: 40 Minuten Einsatzzeit und drei schwere Verletzungen. An einem Tag als gar kein Licht den Schatten um ihn vertreiben kann, fährt er direkt nach dem Training zum Baumarkt und kauft in der Gartenabteilung eine Rolle Klebeband und den Schlauch mit dem größten Durchmesser, den er am Autoauspuff befestigen kann. Das Stück ist zwei Meter lang und kostet acht Euro, den Bon lässt er liegen, er hat nicht vor, den Schlauch umzutauschen. Er versteckt ihn im Hobbyraum im Keller. Biermann spürt, dass er das Inferno in seinem Kopf aufhalten muss. Im Internet hat er nach einer Methode gesucht, wie er ohne Schmerzen aus dem Leben scheiden kann. Nach zehn Minuten hat er gefunden, wonach er gesucht hat. »Ich bin ein Schisser«, sagt Biermann, »wenn es um Schmerzen geht.« Dabei hat er mehr Schmerzen ertragen, als es andere könnten.

»Ich wollte nur noch gehen«

Nachdem er seine Schulteroperation überstanden hat, wird Andreas Biermann über Monate nicht in den Kader berufen. Er fühlt sich überflüssig. Als der FC St. Pauli am 16. Oktober 2009 bei Rot-Weiß Oberhausen antritt, steht Biermann im Kader. Die Mannschaft reist schon einen Tag vorher an und übernachtet im Hotel, Biermann teilt sich ein Doppelbett mit Rouwen Hennings. Der Stürmer schläft, Biermann liegt mal wieder wach und spielt bis 5 Uhr morgens auf dem Laptop Fußballmanager. »Ich bin davon ausgegangen, dass ich nicht spiele. Da war es egal, ob ich die halbe Nacht am Laptop spiele. Schlafen konnte ich ohnehin kaum noch«, sagt er. Biermann wird überraschend eingewechselt, um die Defensive zu stärken, St. Pauli gewinnt. Er ist sechs Minuten lang dabei. »Das habe ich völlig emotionslos erlebt«, sagt er. »Was im Stadion los war, war mir völlig egal.«

Er feiert mit und fühlt sich dabei wie eine Puppe. Er tanzt nur mit, um nicht aufzufallen. Wenn die anderen in die Höhe springen, springt auch er hoch. Wenn die anderen singen, stimmt er mit ein. Es kommt Biermann so vor, als ob er sich zuschauen könne wie einem Fremden. Damals weiß Biermann noch nicht, dass es sein letztes Spiel als Fußball-Profi gewesen ist. Heute sagt er: »Es ist traurig, dass ich mein letztes Spiel so teilnahmslos erlebt habe. Obwohl wir gewonnen haben, konnte ich mich selbst beim Fußball nicht mehr freuen.«

Nach dem Spiel fängt Biermann an zu pokern, obwohl er deprimiert ist, er verliert und zockt weiter. In den nächsten Tagen will er sich sein Geld zurückholen, er ist wie besessen davon und verliert wieder. Als er aufhört, hat er 20.000 Euro verspielt, die Ankaufsumme für das Grundstück, auf dem er seiner Familie das Haus bauen möchte. Biermanns Frau Juliane stellt ihn zur Rede, sie spürt, dass ihr Mann verzweifelt ist. Unter einem Vorwand geht er zum Auto, er möchte seiner Frau die Kontoauszüge zeigen, die im Auto liegen, um sie zu beruhigen. Vorher holt er den Schlauch aus dem Hobbyraum. Biermann verlässt sein Reihenhaus in Schenefeld bei Hamburg, es ist 22 Uhr, am 19. Oktober 2009. Juliane Biermann wartet drei, vier Minuten im Obergeschoss der Wohnung auf ihren Mann. Dann stürzt sie nach unten, eine schreckliche Ahnung hat sie ergriffen. Biermann hat seinen Wohnungsschlüssel hängenlassen, den er immer bei sich trägt, wenn er das Haus verlässt. »Ich wusste in dem Moment, dass er sich jetzt umbringen würde. Ich wusste genau, dass er jetzt durchdreht. Ich wusste, dass ich hinterher muss.« Biermann hat sofort sein Handy ausgeschaltet, was er selten macht. Juliane Biermann sucht verzweifelt nach ihrem Autoschlüssel, sie durchsucht Jacken und Taschen, alles fliegt durcheinander. Aber Biermann hat den Autoschlüssel seiner Frau mitgenommen, er möchte nicht mehr gestört werden. »Ich konnte gar nichts mehr, ich wollte nur noch gehen«, erzählt Biermann.

Er fährt ungefähr 20 Minuten stadtauswärts durch die Gegend. An einer Tankstelle hält Biermann, er holt ein paar Dosen Whiskey-Cola und fährt ziellos auf einen abgelegenen Parkplatz in Wedel, der nahe an der Elbe liegt. Biermann ist sich sicher, dass ihn hier niemand finden wird. Er legt die CD ein, Philipp Poisel, die ihm beim Sterben helfen soll. Biermann denkt an seine Kinder, Talea, die im Winter zwei wird, und Niklas, sieben Monate alt, er denkt an seine Frau Juliane. Er hat keine Angst vor dem Tod, »er würde mich frühzeitig erlösen, von dem Mist, in dem ich steckte«. Was Biermann quält, ist vor allem der Gedanke an seine Kinder. »Sie sollten gut versorgt sein, niemand sollte mir böse sein«, erzählt er. Er lässt den Kopf immer wieder aufs Lenkrad sinken. Die letzten Jahre ziehen vorüber, elf Operationen, das Knie fühlt sich noch einmal heiß und dick an. Jetzt haben die Bakterien seinen Kopf erreicht, wo sie wüten und alle Gedanken befallen. Biermann tippt einen Abschiedsbrief ins Handy: »Ich bin so krank und leer, vom Teufel besessen, ich kann's mir nicht anders erklären. Ich konnte schon lange, lange keine wirkliche Freude, Trauer oder irgendetwas fühlen, ich war innerlich längst gestorben, konnte es aber verbergen. Ich hab schon seit über einer Woche nicht mehr geschlafen, immer wieder Gedanken und Vorwürfe im Kopf, ich find keine Ruhe mehr.«

Inzwischen hat Juliane Biermann ihren Mann bei der Polizei als vermisst gemeldet, das Auto wird zur Fahndung ausgeschrieben. Bei der Polizei heißt es, dass Männer öfter mal für zwei, drei Tage verschwinden. Juliane Biermann ist sich sicher, dass ihr Mann nicht weggefahren ist, um wiederzukommen. Auf dem Laptop ihres Mannes findet sie Emails an erfolgreiche Pokerspieler. Die bittet er um Unterstützung, weil er Geld verspielt habe und seine Familie bedroht werde. Immer wieder wählt sie Biermanns Nummer, das Handy ist nicht in Betrieb. Die Nacht vergeht, an Schlaf ist nicht zu denken. Es sind quälende Stunden, gegen sechs Uhr am 20. Oktober, es wird gerade hell, lässt Andreas Biermann den Motor an. Aber die Abgase, die er mit einem Schlauch ins Wageninnere leitet, sind zu schwach, um ihn zu töten. Irgendwann steigt Biermann aus und kippt um.

An diesem Morgen fährt Juliane Biermann mit einer Freundin zum Trainingsplatz des FC St. Pauli. Sie hat nichts von ihrem Mann gehört, wenn er nicht zum Training erscheint, wäre das die Gewissheit, dass etwas Schlimmes passiert sein musste. Es ist 9 Uhr, unauffällig wartet Juliane Biermann am Straßenrand, ihr Mann erscheint nicht. Als Marius Ebbers am Trainingsplatz vorfährt, hält sie ihn an. Der Stürmer ist einer der wenigen im Team des FC St. Pauli, zu dem Biermann regelmäßig Kontakt hält. Ebbers ist geschockt, damit hatte er nicht gerechnet. Biermann war immer sehr ruhig, aber auch sehr kontrolliert gewesen.

Später ruft Trainer Holger Stanislawski bei Juliane Biermann an, will wissen, warum Biermann unentschuldigt beim Training gefehlt habe. Juliane Biermann bricht am Telefon in Tränen aus, erzählt Stanislawski, was passiert ist. Kurz darauf meldet sich die Polizei, Biermann liegt im Koma auf der Intensivstation des Altonaer Krankenhauses. Er befindet sich in Lebensgefahr.

»So hat man sich immer weitergeschleppt«
Juliane Biermann, vor der Therapie

Dass Andi Depressionen haben könnte, daran dachte ich zum ersten Mal, als der Suizid von Robert Enke Thema im Fernsehen war. Vorher habe ich gemerkt, dass irgendetwas mit ihm nicht stimmt. Aber obwohl ich Krankenschwester bin, bin ich auf Depressionen überhaupt nicht gekommen. Mir hat nicht gefallen, dass er so viel Poker gespielt hat. Aber als ich seinen Abschiedsbrief gelesen habe, da wusste ich schon, dass es nicht Spielsucht ist und dass da eine Menge mehr dahinter steckt. Ohne Robert und Teresa Enke wären wir vermutlich jetzt noch nicht dahinter gestiegen, dass er depressiv ist.

Es war eine schleichende Veränderung, die ich bei Andi bemerkt habe. Ich habe ihn in Neuruppin kennengelernt, als er wieder anfing, Fußball zu spielen und seinen Antrag auf Sportinvalidität zurückziehen konnte. Da war er ein lebenslustiger und lebensfroher Mensch. Das hat er zumindest für mich verkörpert. Er war unternehmenslustig, wollte auch immer von alleine spazieren gehen. Heute muss man ihn dazu antreiben.

Ich weiß, dass er eine schlechte Phase in Neuruppin hatte, das war vor meiner Zeit. Er war da mal in der Klinik, er hat mir von einem Burnout erzählt, dass ihn seine damalige Freundin betrogen hat. Dann hatte sein Vater auch noch einen Herzinfarkt, ihm wurde gesagt, dass er nicht mehr Fußball spielen könne. Es war für mich einleuchtend, dass das zu viel für ihn war. Dass er versucht hat, sich das Leben zu nehmen, dass er diese Gedanken hatte, davon wusste ich nichts. Er wurde von seiner Familie vorzeitig aus der Klinik rausgeholt, aber wie schlimm es wirklich war, das habe ich erst erfahren, als er versucht hat, sich zum zweiten Mal das Leben zu nehmen.

Nachdem wir nach Köpenick gezogen sind, wo er bei Union Berlin gespielt hat, da hat eine Veränderung angefangen. Ich habe da in der häuslichen Krankenpflege angefangen und niemanden gekannt. Wenn ich nach Hause gekommen bin, habe ich mich auf ihn gefreut. Er war mein einziger Standpunkt und ich habe angefangen, ein bisschen zu klammern. Das hat auch Probleme in unsere Beziehung gebracht. Kurz bevor sein Vertrag bei Union auslief, bin ich schwanger geworden. Das wollten wir zwar, hatten aber damals nicht damit gerechnet. In der Zeit sollte er bei Union verlängern, auch St. Pauli wollte ihn haben, aber am Ende stand er ohne Verein da. Nach Monaten hat er dann bei Tennis Borussia was gefunden und wir sind nach Spandau gezogen. In Berlin war er nicht mehr der, den ich aus Neuruppin kannte.

Wir sind immer öfter angeeckt. Ich bin eher die Emotionale, zumindest habe ich Phasen, in denen ich sehr emotional bin. Er tut sich schwer damit, Gefühle zu zeigen, und er kann nicht mit meinen Gefühlsausbrüchen umgehen. Als Talea geboren wurde, war schon Freude da bei ihm. Aber ich habe mich oft gefragt: Könnte sich mein Mann nicht mehr freuen? Darüber, dass das Kind da ist, dass er zu St. Pauli gehen kann. Das Angebot kam gleich nach Taleas Geburt. Jeder andere, der kam, hat sich mehr über unsere Kinder gefreut und mehr mit ihnen anfangen können als er. So hatte ich ihn nicht kennengelernt. Er war kinderlieb und ich habe gedacht: Warum kann er zu unserem eigenen Kind nicht so den Draht herstellen? Es war immer alles zu viel. Er hat mal Windeln gewechselt, aber nicht das, was ich erwartet hatte. Und da wurde ich schon nachdenklich.

Er war auch immer mehr abwesend, das haben auch Freunde bemerkt. Wenn wir in einem Raum mit ihm waren und sprachen ihn laut und deutlich an, kam manchmal erst beim dritten Mal die Reaktion. Da dachte ich: Wo ist er denn? Das fing in Hamburg an, da haben wir manchmal mit Freunden Spielabende gemacht, er stand am Herd und wir haben ihn angesprochen. Wir haben dann gelacht, weil wir das lustig fanden, aber irgendwann hat man sich gefragt: Wo ist er denn? Warum reagiert er denn nicht? Man denkt dann: Der Stress, der Fußball, das Kind, die Beziehung. Vielleicht ist das doch zu viel für ihn. So hat man sich immer weitergeschleppt. Man lebt zusammen und doch nicht richtig, es war ein gelähmtes Leben.

Heute werde ich öfter gefragt: Hättest Du nicht merken müssen, dass er krank ist? Andi hat es geschafft, diese Symptome zu verbergen. Er hat es immer hingekriegt, mir etwas vorzuspielen. Er hat seine Pflichttermine wahrgenommen, ist immer zum Training gegangen. Er hatte morgens keine Lust aufzustehen, aber das ging mir auch so, wenn man jede Nacht von zwei kleinen Kindern geweckt wird. Er hat mit allen Mitteln versucht, diese Fassade aufrecht zu erhalten. Ich hatte das Gefühl, irgendetwas stimmt nicht mit ihm, habe ihn auch gefragt, aber er hat das kalt abgeschmettert. Heute weiß ich, dass es zu dieser Krankheit gehört, diese Fassade aufrechterhalten zu wollen. Als ich in seinem Handy den Abschiedsbrief gelesen habe, da kamen mir die Tränen. Das klang nicht gut, was da stand: Bin innerlich längst gestorben. Und ich dachte, ja, es stimmt, dass er immer versucht hat, die Fassade aufrechtzuerhalten.

Was ich auffällig fand, waren diese schlaflosen Nächte. Das fing auch an, als er zu St. Pauli kam. Er hat oft gesagt: Hab kaum geschlafen. Ich hab gedacht: Sagt er das jetzt nur, damit er tagsüber Schonung bekommt? Wenn er vom Training kam, hat er oft gesagt, ich bin so k.o., ich muss mich hinlegen. Das hat genervt, weil er sich immer nur hinlegen wollte. Aber wenn er im Trainingslager war, waren da keine Kinder und da hat er auch nicht geschlafen. Er war zuhause öfter teilnahmslos und hat sich zurückgezogen. Manchmal hat er gesagt, dass er schläft und hing dann vor dem Laptop, um zu pokern. Das war das andere Problem, das aufkam. Er konnte nicht schlafen, kam nicht zur Ruhe und hat gepokert. Da hat er versucht, sich abzulenken und zu betäuben. Das war die Flucht, die mir aufgefallen ist.

Nach dem Training war der Laptop fast immer an. Das hat manchmal genervt. Ich war dagegen, dass er pokert, solange die Kinder wach sind. Das kann doch nicht sein, da sind zwei Kinder, die was von ihm wollen und er sitzt da mit dem Laptop auf dem Schoß und pokert. Da hat er sich hinter dem Laptop verkrochen, wo es nicht so auffällt, dass er kaputt ist. Oft kam er aber auch nach Hause, setzte sich auf die Couch und guckte nur vor sich hin. Das war beängstigend und auch schlimm für mich, weil ich es immer auf mich bezogen habe: Was mache ich falsch?

Letztendlich war ich auch der Auslöser, dass er sich am 20. Oktober das Leben nehmen wollte. Er hatte viel Geld verzockt, ich habe ihn zur Rede gestellt, er hat sich in die Ecke gedrängt gefühlt. Er konnte einfach mir gegenüber nicht eingestehen, dass er so viel Geld verspielt hat. Das Problem war, dass er seinen Eltern einen großen Traum erfüllen wollte. Mit dem Grundstück und dem Haus, das man irgendwann bauen wollte. Er wollte sich nie zufrieden geben, er hatte immer dieses Denken: Ich möchte allen ein Schloss bauen. Deshalb konnte er beim Pokern nie genug kriegen. Selbst wenn er 100.000 gewonnen hätte, dann hätte das Haus 400.000 kosten müssen, das er bauen wollte. Er wollte immer verdoppeln, um seinen Eltern noch was Schöneres zu bauen. Das war ein zwanghafter Gedanke, der ihn nicht mehr losgelassen hat. Er wollte immer für andere was Schönes, Tolles machen, damit er Anerkennung bekommt, Liebe bekommt. Die ihm seine Familie gibt, die er aber mit dieser Krankheit nicht so wahrnimmt.

Wenn der Auslöser nicht das verspielte Geld gewesen wäre, wäre es vermutlich etwas anderes gewesen, sagen die Psychologen. Es wäre wohl nicht zu verhindern gewesen, er war eine tickende Bombe. Das Unheimliche war, dass er nach außen ganz ruhig war, ich aber spürte, dass er sich einem kritischen Punkt nähert. In seinen Augen hat er immer das große Pech, und er meint, dass es auch mal anders sein müsse. Er hat einen ausgeprägten Gerechtigkeitssinn, er kann fanatisch sein. Im Nachhinein hat sich vieles erklärt, auch dass er sich verändert hat. Wenn man seine Geschichte von Anfang an hört, ist es auch nachvollziehbar, dass er so geworden ist. Dass er krank geworden ist. Jeder Mensch wird mal gehänselt, aber nicht in dem Maß wie er es erfahren hat. Aber da sind wir nicht drauf gekommen, dass er sich mal das Leben nehmen könnte. Sonst hätten wir Hilfe in Anspruch genommen. Wenn ich diesen Schlauch gefunden hätte, wäre mir vielleicht die Idee gekommen. Aber selbst dann hätte er wohl eine Erklärung gehabt. Er war für sich an diesem Punkt der Krankheit angekommen, dass es nicht mehr weiter ging. Er hatte alles geplant, wie ich erst im Nachhinein erfahren habe.

Richtig weh getan hat es, als ich nach seinem Versuch, sich das Leben zu nehmen, herausfand, dass er mit anderen Frauen geflirtet hat. Meine Emotionen sind ihm zu viel, aber er baggert andere Frauen an. Selbst wenn ich weiß, dass es diese krankhafte Suche nach Bestätigung ist, die ihn an die äußersten Grenzen gehen lässt. Das war so verletzend, dass ich gar nicht wusste, wie es mit uns weitergehen sollte. Er ist verheiratet und hat zwei Kinder, das muss man sich vorher überlegen. Das ist die eine Seite. Die andere zeigt aber auch, wie stark diese Krankheit ihn im Griff hat. Aber ich musste nach dem Suizidversuch dringend ein paar Antworten von ihm haben.

Ich wollte unbedingt wissen, warum er den Suizidversuch

abgebrochen hat und aus dem Auto ausgestiegen ist. Das war ganz wichtig für mich. Ob er raus gefallen ist oder ob ihn jemand rausgerissen hat. Oder ob er allein ausgestiegen ist. Er hat gesagt, dass er es wegen der Kinder abgebrochen hat, er fing an zu weinen, was er ganz selten macht.

Er hat versprochen, dass er nicht mehr lügen will. Aber für mich war es trotzdem schwierig. Ich habe gemerkt, dass ich eine Zeit brauche, um wieder Vertrauen aufzubauen. Weil er das ein Stück weit missbraucht hat, wenn er geschauspielert oder gelogen hat. Ob das mit Frauen war oder die Geldgeschichten. Oder die ganzen Gefühle, die er hatte und verschwiegen hat. Das hat man immer im Hinterkopf, dass er immer noch schauspielert und einem etwas vorlügt.

Er wusste, wie einige seiner Mitspieler nachts aussahen, wenn sie schliefen. Wenn andere schliefen, dann blieb er wach und beobachtete sie dabei. Im letzten Trainingslager in den österreichischen Bergen lag er mit Torwart Bene Pliquet auf einem Zimmer. Das Trainingslager war eine Tortur, manchmal trainierten sie dreimal am Tag, oft so intensiv, dass sich Profis vor Anstrengung erbrachen. Er war so erschöpft, dass er nicht mehr wusste, wie er den nächsten Tag durchhalten sollte, ohne Schlaf, ohne Kraft. Er hielt die Augen geschlossen und versuchte zu schlafen, aber es war so, als ob ein helles Licht ihm immer wieder die Augen aufriss. Bene Pliquet sah zufrieden aus, wie er dalag und schlief, als sei es die einfachste Sache der Welt.

Es war schon nach fünf und er hatte noch keine Minute geschlafen. Er beobachtete Pliquet und hatte Angst vor dem nächsten Morgen, der schon die Dunkelheit verdrängte. Als er um sieben aufstand, versuchte er nicht müder zu wirken als die anderen. Wenn der Trainer in die Hände klatschte und zum ersten Konditionslauf rief, versuchte er bei den Ersten zu sein, die an den Start gingen. Später dann würde er sich nach hinten fallen lassen und sich im Windschatten mitziehen lassen. Wie er das alles durchgestanden hat, weiß er bis heute nicht.

Kapitel 7
Wie Teresa Enke
Biermann das Leben rettet

Zurück im Leben

An diesem Morgen hat Gott seinen kantigen Schädel kahl rasiert, er trägt ein graues Kapuzen-Shirt, über der Oberlippe und am Kinn hat er Bartstoppeln stehen lassen wie ein DJ. Wenn er redet, hat er den harten Slang der Menschen, die im Hamburger Stadtteil Bramfeld aufgewachsen sind. Neben Gott sitzt eine Frau, die ununterbrochen heult und sich die Nase schnäuzt. Seit wann weinen Engel?, denkt Andreas Biermann und schließt schnell wieder die Augen. Gott und der weinende Engel verschwimmen immer wieder im dichten Nebel des Krankenzimmerweiß.

Ein paar Augenschläge weiter weiß Biermann, dass er nicht da ist, wo er sein möchte. In seinem Arm stecken Kanülen, neben seinen Beinen, an den kühlen Metallstangen des Bettes befestigt, hängt ein Katheterbeutel, in den unangenehm langsam Urin sickert. Uringelb ist nicht die Farbe, die er beim Aufwachen sehen möchte. An seinem Bett sitzen seine Frau und Holger Stanislawski. »Dass der liebe Gott nicht wie Stani aussieht und die Engel nicht wie Juliane, war mir irgendwann klar«, erinnert sich Andreas Biermann. Er musste irgendwo hängen geblieben sein, beim Versuch, diese Welt zu verlassen.

Nur langsam fängt sein Kopf an zu arbeiten und die Eindrücke zu ordnen, irgendwo zwischen Vollnarkose, Alptraum und Wirklichkeit. Es fällt im schwer, zurück in das Leben zu kommen, aus dem er sich verabschiedet hatte, endgültig und mit der größtmöglichen Entschiedenheit: seinem Suizidversuch. Biermann liegt auf der Intensivstation des Krankenhauses Altona. Er hat überlebt, er ist sich allerdings nicht sicher, ob er froh darüber sein soll. Im Krankenhaus aufzuwachen, mit einem Blasenkatheter an seiner Seite, ist ihm unangenehm. Nicht mal der Versuch, sich das Leben zu nehmen, war so verlaufen, wie er sich das ausgedacht hatte. »Ich wollte nicht mehr aufwachen, die Gedanken nicht mehr leben zu können, waren immer stärker geworden.« Jetzt wollen alle wissen, wie es dazu kommen konnte. Biermann soll reden und erklären, dabei hat er es sich abgewöhnt, seine Gefühle zu zeigen und über seine Befindlichkeit zu sprechen, auch mit seiner Frau. »Du verstehst es sowieso nicht«, war seine Standardantwort, wenn sie sich Sorgen machte und Fragen stellte. Er hat sich hinter dem Panzer seiner Depression versteckt, nicht mehr in der Lage, auf andere zuzugehen. Nicht mal auf die, die versuchten, ihm einen Vorschuss an Liebe, Nachsicht und Geduld zu geben.

Andreas Biermann ist unsicher, wie er sich verhalten soll. Auch seiner Frau gegenüber, die nach Antworten sucht, warum ihr Leben in wenigen Stunden brutal aus den Fugen gerissen wurde. Juliane Biermann hat auf dem Laptop ihres Mannes Emails gefunden, er hatte mit anderen Frauen geflirtet. Sie weiß nicht, ob sie ihm noch vertrauen kann, ob sie gemeinsam dieses defekte Leben noch einmal reparieren können. »Ich musste ein paar Antworten von ihm haben«, sagt Juliane Biermann, »dringend, sobald er dazu in der Lage war.« Andreas Biermann weint, er liebt seine Frau, auch wenn er es nicht zeigen kann. Vom Krankenbett aus telefoniert er, entschuldigt sich bei den Menschen, die von seinem Suizidversuch wissen. Es sind nicht viele. Vor allem wegen seiner beiden kleinen Kinder hat er starke Schuldgefühle, wenn er daran denkt, »was ich bereit gewesen bin, hinter mir zu lassen«. Biermann ist intelligent, aber was in seinem Kopf vor sich geht, kann er nicht erklären. Er hat Dinge getan, die andere verletzt und ihn beinahe das Leben gekostet haben.

Noch ist Biermann nicht in der Lage, seine Gedanken und Geheimnisse Preis zu geben. Er hat gelernt, wie er sich mit einem Mix aus Argumenten und Lügen durchschlagen kann. Er ist gut darin, er wirkt ruhig und kontrolliert. Er kann eine Ausgeglichenheit vortäuschen, die entwaffnend ist. Als die Psychologin im Krankenhaus mit ihm redet, hat er sie schnell davon überzeugt, dass er wegen seiner finanziellen Probleme im Affekt gehandelt habe. Biermann schildert, dass er zuletzt jeden Tag mehrere Stunden gepokert und dabei hohe Summen verloren habe. Da sei es zur Kurzschlusshandlung gekommen. Das Gespräch ist kurz und konstruktiv, Biermann ist einsichtig, er will sich therapieren lassen. Er willigt ein, sich wegen Spielsucht behandeln zu lassen, das ist die Diagnose nach dem Gespräch, weitere Nachfragen und Untersuchungen bleiben aus.

Schon am Tag des Suizidversuch hätte Juliane Biermann ihren Mann mit nach Hause nehmen können. Was sie aber ablehnt, am 21. Oktober wird er aus der Klinik entlassen. »Nicht nur ich war verwundert, dass er so schnell wieder aus der Klinik gekommen ist«, erzählt sie, »immerhin wollte er sich das Leben nehmen. Aber Andi hat wohl auch geschauspielert, er hat der Psychologin das gesagt, was sie hören wollte.« Biermann versichert der Psychologin, dass er nie wieder versuchen werde, sich das Leben zu nehmen. So sicher ist er sich da allerdings nicht. In seinem Kopf dreht sich alles, immer wieder enden die Gedanken an dem Punkt, dass ohnehin alles sinnlos sei, was er tue.

Am Abend kommt Trainer Holger Stanislawski vorbei, um mit Biermann zu reden. Stanislawski geht davon aus, dass er sich umbringen wollte, weil er Geld verzockt habe. »Junge, wegen 20.000 Euro kannst du doch nicht dein Leben wegwerfen«, sagt Stanislawski. Von der Mannschaft meldet sich niemand, obwohl Stanislawski sie von Biermanns Suizidversuch unterrichtet hat.

Dass Andreas Biermann sich ambulant wegen Spielsucht behandeln lässt, ist auch mit den Verantwortlichen des FC St. Pauli, Manager Helmut Schulte und Trainer Holger Stanislawski, abgesprochen. Der Suizidversuch und dass Biermann offensichtlich spielsüchtig ist, soll nicht öffentlich gemacht werden. Offiziell ist Biermann erkrankt, eine Meldung, die niemand mehr erstaunt. Andreas Biermann ist der Ergänzungsspieler am Millerntor mit den häufigsten Fehlzeiten wegen Verletzungen und Krankheiten. Aber Biermann möchte keine lange Auszeit nehmen, er ist härter zu sich und seinem Körper als seine Krankenakte ahnen lässt. Am 21. Oktober 2009, einem Mittwoch, holt ihn Juliane Biermann aus dem Krankenhaus ab, vier Tage später, am 25. Oktober, spielt er für die zweite Mannschaft des FC St. Pauli in der 3. Liga. Auf ausdrücklichen Wunsch von Biermann, der zurück will in den Ablauf des Alltags, der ihm ein wenig Halt bietet. Biermann spürt zwar noch, dass ihm Anfang der Woche ein Blasenkatheter gelegt worden ist, aber es ist ihm egal, er möchte zurück auf das Fußballfeld. Schmerzen kann er gut aushalten. Ein wenig waren sie auch die Strafe dafür, was er anderen und sich angetan hatte. Er musste weiterleben, mehr unfreiwillig als bereitwillig.

Biermann sitzt viel zuhause herum, offiziell ist er wegen Spielsucht in Behandlung. Die Erfolge der ambulanten Spielsucht-Therapie bewertet Biermann als überschaubar: Einmal ist die Tür zum Therapiezimmer verschlossen, als er ankommt. Einmal ist der zuständige Experte verhindert, einmal wird tatsächlich über die Suchtproblematik geplaudert. »Da habe ich aber schon gemerkt, dass das eigentlich nicht mein Thema ist«, sagt Biermann. »Sicherlich waren die letzten Tage, bevor das passiert ist, krankhaft. Das kann man auch Sucht nennen, wenn man will«, sagt er. Aber es ist die Depression, die auch sein lange Zeit kontrolliertes Spielverhalten verändert hat. »Ich habe gespürt, dass ich ein anderes, tief sitzendes Problem habe.« Gepokert hat Andreas Biermann nach seinem Suizidversuch nicht mehr, seine Pokerliteratur hat er im Internet zum Verkauf angeboten. Die Therapie endet abrupt drei Wochen nach ihrem Start, als ein Unglück ganz Deutschland erschüttert. Nationaltorwart Robert Enke nimmt sich am 10. November 2009 das Leben, wenige Tage, nachdem auch Andreas Biermann keinen anderen Ausweg mehr gesehen hatte.

Das Drama des deutschen Fußballs

Als am Abend des 10. November die Sendungen zum Tod von Robert Enke laufen, schauen sich Biermann und seine Frau Juliane betroffen an. Er hat sich zuletzt immer öfter zurückgezogen, seine Frau ist verzweifelt, weil ihre Gefühle an ihm abprallen wie an einer Mauer. »Das, was da gesagt wurde, traf alles genau auf ihn zu«, erinnert sich Juliane Biermann. Robert Enke hatte sich verhalten, wie sie es von ihrem Mann kannte: »Wie er sich zurückgezogen hat, morgens kaum hochgekommen ist, wie er vor sich hingestarrt hat und gar nicht mehr bei uns war.« Sie hat Angst, dass sie ihrem Mann zu nahe treten könnte. Sie nimmt ihren ganzen Mut zusammen, als sie am späten Abend zu ihm sagt: »Ich würde es schön finden, wenn du dich nicht wegen Spielsucht behandeln lässt, sondern wegen Depressionen.« Biermann sagt »Ja« und lässt es im Raum stehen. Es ist ein Ja, das Juliane Biermann bestens kennt. Es bedeutet: Mal sehen. Es ist das Ja, das Depressive aussprechen und für sich wissen, dass es Nein bedeutet.

Auch Biermanns Mitspieler Marius Ebbers sitzt, wie viele

andere, an diesem Abend vor dem Fernseher. Neben ihm verfolgt seine Frau betroffen die Einzelheiten zu Enkes Tod. Was sie an diesem Abend über Robert Enke erfahren, sagt Marius Ebbers, erinnert beide an Andreas Biermann. »Da waren einige Parallelen. Dieses total Zurückhaltende, Ruhige, in sich Gekehrte, das war bei Enke auch, er war ja auch kein Draufgänger.« Für Ebbers und seine Frau steht fest, dass auch bei Andreas Biermann »Depressionen mitspielen könnten«. Der Stürmer des FC St. Pauli weiß, dass bei Biermann eine Spielsucht ausgemacht wurde, eine Diagnose, die ihn stutzig gemacht hat. Er hat Biermann als rational agierenden Pokerspieler kennengelernt, abgesehen von den letzten Tagen vor dem Suizidversuch, als Biermann die Selbstkontrolle verloren hat.

Am nächsten Morgen trainiert Biermann mit der Mannschaft, anschließend läuft im Mannschaftsraum die Pressekonferenz, in der Enkes Frau Teresa das gelähmte Leben mit Depressionen beschreibt. Keine 24 Stunden nach dem Suizid ihres Mannes berichtet Teresa Enke von Enkes stillem Leiden, von seiner Depression, die ihm über sechs Jahre hinweg immer wieder die Lebenslust nahm, von der die Öffentlichkeit aber nichts wissen sollte. Aus Angst um seine Karriere, aber auch aus Angst um das Sorgerecht für die Adoptivtochter Leila. 2006 war ihre erste, herzkranke Tochter Lara mit nur zwei Jahren gestorben.

Die Tränen stehen Teresa Enke in den Augen, als sie davon erzählt, wie sie ihrem Mann zu helfen versucht hatte. Sie habe Robert gesagt, »dass es für alles eine Lösung gibt, wenn man zusammenhält«. Aber Enke hatte Angst, dass er seine Karriere beenden müsste, wenn seine Erkrankung öffentlich würde. Eine stationäre Behandlung hatte Robert Enke noch am Tag seines Selbstmordes abgelehnt, berichtete der Kölner Psychiater Valentin Markser, der Enke über mehrere Jahre behandelt hatte. Der Schritt an die Öffentlichkeit, den Sebastian Deisler gewagt hatte, kommt für Robert Enke nicht in Frage.

In seinem Abschiedsbrief entschuldigte sich Enke »für die bewusste Täuschung über seinen seelischen Zustand der letzten Tage, der notwendig war, um seinen Selbstmordplan verwirklichen zu können«, wie Markser erklärte. Enke hatte die Krankheit verborgen gehalten, nur wenige Vertraute wussten davon. Es ist ein Satz von Teresa Enke, der die ganze Nation aufwühlt und zum Taschentuch greifen lässt: »Nach Laras Tod waren wir so zusammengeschweißt, dass wir gedacht haben, mit Liebe geht das.« Aber gegen Enkes Depression konnte auch ganz viel Liebe nichts mehr ausrichten.

Die Spieler des FC St. Pauli kauern bewegt vor dem Fernseher, mancher drückt eine Träne aus dem Augenwinkel. Anschließend nimmt Marius Ebbers Andreas Biermann zur Seite. Beiden ist auf einmal klar, woran Biermann leidet. »Erst mit Enkes Tod sind wir auf Depressionen gekommnen. Vorher standen Depressionen nie zur Debatte«, erinnert sich Andreas Biermann. Sofort geht er zu Holger Stanislawski und erzählt ihm von seinem Verdacht, dass er depressiv sein könnte. Stanislawski sagt alle Termine ab, das Nachmittagstraining muss Assistent André Trulsen leiten. Gemeinsam mit seiner Frau Michelle bemüht er sich um ein Gespräch in der psychiatrischen Notaufnahme. Stanislawski schickt Biermann nach Hause, wo er ein paar Sachen zusammenpacken soll. Kaum ist Biermann vom Trainingsgelände gefahren, wird Stanislawski erst unsicher, dann hektisch. »Mir ging die Pumpe«, schildert Stanislawski, »ich bekam Panik. Was ist, wenn er jetzt nicht nach Hause fährt?« Aber Biermann erscheint zum vereinbarten Zeitpunkt mit seiner Frau wieder am Trainingsgelände. Zu dritt fahren sie in das Klinikum Nord nach Hamburg-Ochsenzoll. Andreas Biermann möchte schon wieder umkehren, als er sieht, wie verwirrte Patienten durch den Flur schlurfen. Man hört immer wieder Schreie, manche Seelen sind so krank, dass der Schmerz nur noch herausgebrüllt werden kann. Biermann lässt sich untersuchen, dieses Mal will er wissen, woran er leidet. Die Diagnose steht schnell fest: Biermann ist schon vor Jahren an Depressionen erkrankt, bemerkt hat es keiner. Er wird stationär aufgenommen. Seine Therapie beginnt am 13. November. Biermann spürt, dass die nächste Attacke bevorsteht, er hat Angst, dass er noch einmal versuchen könnte, sich das Leben zu nehmen.

Juliane Biermann ist erleichtert, dass sich ihr Mann zu diesem Schritt entschließt. »Ich war heilfroh, weil ich mich kaum getraut hatte, das Thema Depressionen anzusprechen. Schon gar nicht, ihm zu sagen: Geh in stationäre Behandlung.« Das, sagt sie, wäre ihr vermutlich als Bevormundung ausgelegt worden. Nach Enkes Tod entschließt sich Andreas Biermann, seine Erkrankung öffentlich zu machen. Als er sich in die Psychiatrie einweisen lässt, glaubt er daran, dass dieser Herbst, in dem Robert Enke sich nicht mehr zu helfen wusste, den deutschen Fußball verändern wird. Er wird von dieser Hoffnung angetrieben. Biermann erklärt sich deshalb der Presse, sein Ziel ist es, als erster Profi geheilt zurückzukommen. Ein großer Schritt wäre das, Depressionen würden im Fußball nicht mehr als Makel gelten. Dann hätte der Tod Enkes und sein Leiden wenigstens einen sinnvollen Effekt.

Denn der Kopf ist im Fußball in der Regel zum Köpfen da. Es fließt zwar immer mehr Geld in die Trainingsmethodik und Leistungsdiagnostik, möglichst viele Daten von Fußballprofis werden gesammelt und ausgewertet. Aber die Psyche und ihre Erkrankungen sind im Fußball tabu.

Obwohl Andreas Biermann eine unfassbare Serie von Verletzungen zu bewältigen hat und über Jahre psychisch stark belastet wird, wird er nie psychologisch betreut. Biermann will das aushalten, was nicht auszuhalten ist: Er entfernt sich immer weiter von seinem einzigen Ziel, seinem großen Traum Profifußball, seine Psyche erkrankt dabei schwer. Biermann wäre beinahe an seinem geliebten Fußball gestorben, der sich weigert, Schwächen anzuerkennen. Depressionen zählen dazu. Ohne den Gang von Teresa Enke an die Öffentlichkeit, das glaubt Andreas Biermann, hätte er vermutlich abermals versucht, sich umzubringen. »Frau Enke hat mir das Leben gerettet«, sagt Biermann.

Als Juliane Biermann und Holger Stanislawski das Klinikum Nord verlassen, weiß Biermann, dass er alles ändern muss. Dass er aufhören muss zu schauspielern und zu lügen. »Du hast die Hosen heruntergelassen«, sagt Stanislawski zu Biermann, »jetzt gibt es kein Zurück mehr.« Andreas Biermann ist nach Sebastian Deisler erst der zweite Profi, der in eine Klinik geht, um eine depressive Erkrankung behandeln zu lassen. Im Gegensatz zu Deisler versteht Biermann seine Erkrankung nicht als private Angelegenheit, er will von seiner Krankheit erzählen, um ihr das Tabu zu nehmen. Biermann will ehrlich sein, um etwas zu verändern. Das ist sein Ziel, als er sein Zimmer im fünften Stock bezieht. Er ist jetzt Patient in der Psychiatrie, zusammen mit 40 Depressiven und Angstpatienten. Als er seine Kleider aus der Tasche packt und in den Schrank einsortiert, hört er immer wieder Schreie von anderen Patienten. Er zögert kurz, doch dann sortiert er seine T-Shirts und Hosen weiter in die Schubladen ein.

»Das Kartell der Tabuisierer und Schweiger brechen«

Der Tag, an dem die Trauerfeier für Robert Enke in Hannover stattfindet, fängt miserabel an für Andreas Biermann. In sein Tagebuch schreibt er:

»Um 8 hoch und fühl mich beschissen – nicht geschlafen, glaub ich, wieder nur dagelegen wie meist, bin nur hoch um vom Frühstück was zu bekommen, dann Tabletten und Blutdruck und aufs Bett gesetzt – geht schlechter heut. Scheiß Artikel in der Zeitung gelesen: Biermann hat sich nie durchgesetzt, wird sich nie durchsetzen und kann den Verein verlassen :-(Musik gehört und Buch gelesen, 11 Uhr Trauerfeier von Enke, 12 Uhr Mittag und Tablette.«

In Hannover findet die größte Trauerfeier der Bundesrepublik seit dem Tod von Konrad Adenauer statt. 45.000 füllen das Stadion von Hannover 96, die Trauerfeier wird ab 11 Uhr live im Fernsehen übertragen und auf Großbildleinwänden gezeigt. Die komplette Fußballnationalmannschaft erweist Enke die letzte Ehre, auch der ehemalige Bundestrainer Jürgen Klinsmann, der Enke zum ersten Mal in den erweiterten Kader der Nationalmannschaft berufen hatte. Auch Bundestrainer Joachim Löw trägt Schwarz, er hatte den ruhigen und besonnen wirkenden Enke als Nummer Eins für die WM 2010 in Südafrika vorgesehen. DFB-Kapitän Michael Ballack und Per Mertesacker legen einen Kranz nieder, alle Nationalspieler verneigen sich am Sarg. Nationalverteidiger Arne Friedrich weint bitterlich, so zerbrechlich hat man Fußballer noch nicht gesehen.

Es ist 11.22 Uhr als DFB-Präsident Theo Zwanziger an das Rednerpult tritt und bemerkenswerte Sätze sagt: »Fußball ist nicht alles. Fußball darf nicht alles sein. Das Leben, das uns geschenkt ist, ist vielfältig. Es ist interessant. Es ist lebenswürdig. Fußball darf nicht alles sein. Denkt nicht nur an den Schein. Denkt auch an das, was im Menschen ist, an Zweifel und an Schwächen. Fußball kann ein starkes Stück Leben sein, wenn wir nicht nur wie Besessene hinter Höchstleistungen herjagen. Wir sind alle dazu aufgerufen, unser Leben wieder zu gestalten, aber in ihm einen Sinn nicht nur in überbordendem Ehrgeiz zu finden. Maß, Balance, Werte wie Fairplay und Respekt sind gefragt. In allen Bereichen des Systems Fußball. Bei den Funktionären, bei dem DFB, bei den Verbänden, den Klubs, bei mir, aber auch bei euch, liebe Fans. Ihr könnt unglaublich viel dazu tun, wenn ihr bereit seid, euch zu zeigen, wenn Unrecht geschieht. Wenn ihr bereit seid, dass Kartell der Tabuisierer und Verschweiger einer Gesellschaft zu brechen. Ein Stück mehr Menschlichkeit, ein Stück mehr Zivilcourage, ein Stück mehr Bekenntnis zur Würde des Menschen, des Nächsten, des anderen. Das wird Robert Enke gerecht.«

Es ist mehr als eine bewegende Rede, es ist der erste Schlag, um den Panzer aus Männlichkeitsbesessenheit, Konservatismus und Verkorkstheit zu zerbrechen, der sich um den Fußball gelegt hat und dessen Umgangsformen bestimmt. Theo Zwanziger will verhindern, dass Enkes Tod vergeblich ist. Er will Tabus aufbrechen, das Schweigen beenden über vermeintliche Schwächen, die nur menschlich sind. »Wir müssen klare Zeichen setzen«, sagt Zwanziger, »wir können dabei helfen, ein gesellschaftliches Klima zu verändern, damit eine Tabuisierung der Depression, aber auch der Homosexualität, unmöglich gemacht wird.«

Die Chance auf eine Veränderung ist so groß wie noch nie, das zeigen die Bilder und belegen die Worte auf der Trauerfeier. Es ist 12.05 Uhr, als Hannovers Teambetreuer Thomas Westphal und die Profis Altin Lala, Steven Cherundolo, Jiri Stajner, Hanno Balitsch und Arnold Bruggink den Sarg aus dem Stadion tragen. Enke wird neben seiner Tochter Lara beigesetzt, auf dem Friedhof seines Wohnortes Empede bei Neustadt am Rübenberg. Als der Sarg hinausgetragen wird, weinen die Profis. Alle im Stadion klatschen und weinen mit.

Andreas Biermann sitzt in Ochsenzoll vor dem Fernsehgerät im Gemeinschaftsraum, das erst nach 17 Uhr auf Empfang gestellt werden darf. Für die Übertragung der Trauerfeier wird eine Ausnahme gemacht. Biermann ist betäubt von der Kraft Zwanzigers Rede, gleichzeitig ist er aufgewühlt von dem mächtigen Gefühl, dass Fußball sich verändern wird nach Enkes Tod. Jetzt sind auch die letzten Zweifel verflogen, seine Erkrankung öffentlich zu machen. Am 21. November 2009 lässt er eine Presseerklärung veröffentlichen, auch der FC St. Pauli stellt sich hinter Biermanns mutige Entscheidung. Jetzt gibt es kein Zurück mehr.

Der FC St. Pauli gibt auf ausdrücklichen Wunsch seines Spielers Andreas Biermann folgende Presseerklärung ab:

»Ich, Andreas Biermann, 29 Jahre alt, verheiratet und Vater von zwei Kindern, bin Profifußballspieler beim FC St. Pauli und leide seit mehreren Jahren an Depressionen.
Ich versuchte mir am 20.Oktober 2009 das Leben zu nehmen!
Zeitweilig habe ich versucht im Pokerspiel jenes Glück zu finden, das mir im Profisport aufgrund meines großen Verletzungspechs immer wieder versagt geblieben ist. Dieses Ventil hätte mich fast in eine Spielabhängigkeit getrieben, die meine eigentliche Erkrankung zusätzlich noch negativ beeinflusst hätte. Dies ist zum Glück nicht geschehen.
Dank der Unterstützung meiner Familie, des FC St. Pauli – allen voran meines Trainers Holger Stanislawski –, meines Beraters Henry Hennig und meiner Ehefrau, begab ich mich am 13. November in eine stationäre Behandlung.

Meine Familie und ich möchten dies der Öffentlichkeit mitteilen, um anderen Betroffenen eventuell den Mut zu geben, sich ebenfalls zu öffnen bzw. helfen zu lassen.
Zudem möchten wir uns selbst ein Lügen- und Versteckspiel nach meiner Genesung ersparen. Wir möchten offen damit umgehen, um dazu beizutragen, dass diese Erkrankung kein Tabuthema mehr ist.«
Mit freundlichen Grüßen
Andreas Biermann

Der FC St. Pauli unterstützt Andreas Biermann in seiner Entscheidung für den Gang in die Öffentlichkeit. Der gesamte Verein wird im Rahmen seiner Möglichkeiten ihm und seiner Familie jegliche Unterstützung zukommen lassen.
Als Verein bitten wir alle Medienvertreter diesen mutigen Schritt mit dem nötigen Respekt, der nötigen Sensibilität und Achtsamkeit zu behandeln.
Wir, als Verein und Arbeitgeber, werten es als außerordentlich positiv, dass Andreas Biermann die Entscheidung getroffen hat, sich in stationäre Behandlung zu begeben.
Während dieser Zeit des Klinikaufenthalts stehen einzelne Personen aus Familie, Freundeskreis und der Trainer in Kontakt zu ihm.
Wir bitten als Verein um Verständnis, dass es grundsätzlich keinerlei weitere Stellungnahmen (weder zum Gesundheitszustand, noch zum Verlauf der Therapie) geben wird, sofern es nicht ausdrücklich vom Spieler gewünscht wird.
Daher bitten wir auf Anfragen an einzelne Personen, Mitspieler, Vereinsmitarbeiter oder gar Familienangehörige abzusehen. Alle Konzentration gilt dem Heilungsprozess von Andreas Biermann und der Unterstützung seiner Familie.
Der Verein FC St. Pauli«

Jetzt hatte der Krebs sich endgültig in seinem Kopf ausgebreitet, wo er wütete und immer mehr Zellen befiel. Jetzt würde es ganz schwierig werden, wieder einen klaren Gedanken zu fassen. In seinem Kopf hatte sich ein Monster eingenistet, das üble Gedanken vermehrt. Der Stoffwechsel in seinem Gehirn war gestört. Die Nervenbahnen waren schwer angegriffen, sie schafften es nicht mehr die Hirnbotenstoffe zu transportieren, die für Empfindungen wie Glück und Zufriedenheit verantwortlich sind. Die Fehlschaltungen in den Nervennetzen der Hirnzentren nahmen zu, immer mehr Verbindungen zwischen den Hirnzellen waren gekappt. Immer mehr Neuronen starben.

Die Hirnchemie hatte sich verändert und Gefühle von Schuld und Versagen stiegen in ihm hoch und lähmten ihn. In der Amygdala, dem Angstgedächtnis, war eine stark erhöhte Aktivität festzustellen. Wenn er jetzt nicht bald behandelt wurde, dann war sein Gehirn so geschädigt, dass es nicht mehr erfolgreich therapiert werden konnte. Dann hatte sich der Krebs so in seine Seele gefressen, dass er das Inferno in seinem Kopf nicht mehr aufhalten konnte.

Kapitel 8
Der lange Weg aus der Depression

»Es kotzt mich nur noch an«:
58 Tage und Nächte auf der Depressionsstation

Die Linden sind zu kahlen Skeletten abgemagert. An Haus 17, einem roten Klinkerbau mit weißen Fenstern, frisst der Winter mit seinem eisigen Maul. Es ist ein langer und frostiger Winter, das Tageslicht hat Mühe sich durch die fahle Watte zu bohren, die über Hamburg liegt. Unter den Bäumen liegen Zigarettenfilter im Schnee, wie erfrorene Früchte. Auf dem Flur gehen Patienten mit toten Augen auf und ab, ohne Ziel. Wer niemanden zum Reden findet, redet mit sich selbst. Draußen vor der Tür klackt ein Ball immer wieder hart auf die Holzplatte, tock tock. Vor der Eingangstür der Depressionsstation steht die Tischtennisplatte, nebenan bummelt der Aufzug zwischen den Stockwerken. An der Platte stehen die, denen die Beruhigungsmittel noch die Energie lassen, um ein paar Bälle hin und her zu spielen. Manche Reaktion kommt verspätet, wie in Zeitlupe. Tock tock, wie Trampolin auf dem Trommelfell. Die meisten der Patienten fahren mit dem Aufzug hin und her, rauchen hastig. Viele drücken die Zigarette nach wenigen Zügen aus, kurz darauf sind sie wieder da, inhalieren neuen Rauch. Gierig, als ob er ihr Leiden vertreiben könnte. Die Zigarettenschachtel ist die Maßeinheit, die anzeigt, wie der Tag vergeht.

Hinter der Glastür riecht es auf der Station nach Wirsingeintopf, Desinfektionsmittel und Angst. Am 12. November, zwei Tage nach Robert Enkes Tod, lässt sich Andreas Biermann in die Psychiatrie einweisen. Auf der Depressionsstation des Klinikum Nord in Hamburg-Ochsenzoll will er sich stationär behandeln lassen. Biermann ist einer von 40 Patienten, die an Depressionen erkrankt sind oder an Angstzuständen leiden. Depressionen kennen keine sozialen Unterschiede und Klassen, keine Altersgrenzen. Die Patienten, die draußen nicht mehr zurechtkommen, sind zwischen 18 und Mitte 70. Im Klinikum werden Hausfrauen und Handwerker behandelt, Bankangestellte, Akademiker und ein Fußballprofi.

Andreas Biermann schildert beim ersten Gespräch in der psychiatrischen Notaufnahme die Probleme der letzten Jahre, die Endlosschleife an Verletzungen. Wie er in Neuruppin langsam die Kraft und den Mut verloren hat, um weiter leben zu können. Wie er wenige Wochen zuvor versucht hat, sich mit Autoabgasen das Leben zu nehmen. Er verschweigt nichts mehr. Er will »zu 100 Prozent offen sein«, um geheilt zu werden. Biermann schreibt sein digitales Tagebuch, vom ersten Tag an, er will Protokollant seiner eigenen Genesung sein. Am ersten Tag tippt er in sein iPhone:

Verheimlichen und verstellen hilft nicht mehr, sondern hat zum Teil auch dazu beigetragen, dass ich jetzt hier bin. Ich will alles erzählen, auch wenn es peinlich für mich ist. Das ist gerade das Ziel dieser Sache, einmal alles so auf den Tisch zu bringen, dass es nicht mehr so belastet.

Jahrelang hatte Biermann geschauspielert, geschwindelt und gelogen, er wollte nicht, dass jemand erfährt, dass er kaum schläft und immer wieder unter starken depressiven Schüben litt, die ihm das Leben schwer machten. Wie Robert Enke hatte Biermann Angst davor, als Profi aussortiert zu werden, wenn herauskäme, dass er psychische Probleme hat. Er versuchte zu verbergen, dass er immer öfter in einer dunklen Wolke verschwand, mit zerstörerischen Gedanken. Die Therapie soll ein Neubeginn sein, für seine Familie, für ihn.

Biermann steht unter der Wirkung von Medikamenten und hat manchmal Schwierigkeiten, sich zu konzentrieren. Biermann nimmt Tavor, ein Beruhigungsmittel, das gegen Angstzustände, Panikattacken und Depressionen eingesetzt wird. Es ist ein Notfallmedikament, schnell wirksam und mit hohem Suchtfaktor. Tavor ist beliebt bei den Patienten auf der Station, »es setzt einem so ne rosarote Brille auf und nimmt einem vorübergehend die Sorgen«, schreibt Biermann.

Er ist oft müde. Aber er notiert jeden Tag seine Empfindungen, seine Erlebnisse auf der Station. Das Leben kommt ihm manchmal vor wie auf einer »Klassenreise oder einer Jugendherberge«. Biermann wird zum Getränkedienst eingeteilt und zum Küchendienst. Es ist ein Kontrastprogramm zu seinem bisherigen Leben als Fußballer, wo ihm viel abgenommen wurde, wo ihm oft auf die Schulter geklopft wurde. In manchem Profiklub stellen die Spieler ihre Autos vor dem Training ab, nach dem Training sind sie gewaschen und der Tank ist gefüllt. Mancher Profi wird so unselbständig, dass er Probleme hat, alleine mit der S-Bahn zu fahren oder ein Auto anzumelden. Jetzt liegt Andreas Biermann in einem kleinen Doppelzimmer, sein Mitbewohner wechselt öfter mal. Biermann versteht sich nicht mit allen. Er hasst die Nähe zu Menschen, die er nicht mag, die Intimitäten, Geräusche und Gerüche, denen er nicht aus dem Weg gehen kann.

Er schreibt:

2. Tag: Und wieder Gedanken ob das hier das Richtige ist – ob's helfen wird, vermiss Frauchen und die Kinder.

Biermann ist ein Patient unter vielen, er wählt bewusst diesen Weg, er will keine Spezialbehandlung in einer Prominentenklinik am Tegernsee, keine Anonymität. Er wählt den harten und unbequemen Weg, er will klare Regeln, keine Rücksicht auf seinen Status als Profifußballer. Biermann möchte wieder einen Zugang finden, zu sich, zu seinen Gefühlen. Der ist in den letzten Jahren verschüttet worden. Biermann fühlt sich, als ob die Verbindung zwischen Kopf und Körper gekappt worden wäre.

Auf der Depressionsstation ist vieles geregelt durch Vorschriften. Sie sollen den Tagen Form verleihen, den Patienten helfen, sich zurechtzufinden. Die Tage sind Kopien der vorangegangenen: 7 Uhr wecken, 7.30 Frühstück, Medikamentenausgabe, Blutdruck messen, 8.15 Bewegungstherapie und Wirbelsäulengymnastik, 12 Uhr Mittagessen, Gesprächstherapie, 17.30 Uhr Abendessen, Aromatherapie, 22.30 Bettruhe mit Schlaftablette.

Depressiven fällt es besonders schwer, morgens aufzustehen. Gemeinsam versuchen die Patienten den neuen Tag anzugehen, der sich für die meisten als uneinnehmbares Hindernis darstellt. Auch wenn er nur mit einem Frühstück startet. »Dass ich morgens sehr schlecht hochkomme, ist mir in der Klinik bewusst geworden. Sonst musste ich zu meinem Fußball, da konnte ich mich besser aufraffen als zu einer halb freiwilligen Therapie. Am liebsten wäre ich jeden Tag liegen geblieben. Aber ich wollte alles dafür tun, dass ich die Krankheit in den Griff bekomme«, erzählt Biermann.

Der Profi des FC St. Pauli muss noch ein zweites Tagebuch führen, ein Selbstlobetagebuch, in dem er sich abends vor dem Schlafengehen für drei Dinge selbst loben soll, die er tagsüber getan oder erkannt hat. »Und zwar nicht solche Sachen wie: Ich habe beim Pokern gewonnen. Sondern: Ich habe jemandem geholfen. Oder ich habe schöne Augen.« So soll das Selbstwertgefühl aufgebaut werden, das viele verloren haben oder kaum entwickeln konnten, wie auch Andreas Biermann.

Vieles müssen die Patienten unter sich klären. Elektronische Geräte wie Fernseher, Computer, Playstation oder Gameboy sind auf den Zimmern nicht erlaubt, die Patienten sollen zur Ruhe kommen und zu sich finden. Sie sollen sich und die Krankheit kennenlernen, auch durch die anderen Patienten. »Man tauscht sich mit den anderen aus, lernt dadurch viel über das Krankheitsbild«, erzählt Biermann. »Man sieht, dass man nicht der Einzige ist, dem es schlecht geht. Das ist ein Gedanke, den viele Depressive haben: Mir kann ohnehin keiner helfen. Das Wichtigste, was ich mitgenommen habe für meine Krankheit: Das Verständnis, dass ich nicht allein bin und dass es nichts Schlimmes ist, depressiv zu sein.«

Im Gemeinschaftsraum der Station steht ein Fernsehgerät, das ab 17 Uhr eingeschaltet werden darf. Die Patienten müssen abstimmen, was angeschaut wird. Jeden Tag wird um das Fernsehprogramm gefeilscht, oft setzt sich die Gruppe der älteren Frauen durch. Dann zieht sich Biermann auf sein Zimmer zurück, ein Fußballprofi, einer der Begünstigten in dieser Gesellschaft, bis er an Depressionen erkrankt ist. Biermann muss seine Ansprüche zurückstecken, wie er sagt. Er muss sich arrangieren. »Viele haben Macken, mit denen man zurechtkommen muss. Aber mit diesen alltäglichen Sachen umzugehen, hat mich vielleicht auch stärker gemacht.«

Oft liest Biermann in der Biographie von Sebastian Deisler, der sich mehrfach stationär wegen seiner depressiven Erkrankung behandeln ließ. Er wartet darauf, dass er die Schlaftablette nehmen kann, um 22.30 Uhr, die ihn ein paar Stunden in einer Traumlandschaft ablädt, wo es sich aushalten lässt. Tagsüber, wenn gerade keine Therapiestunden anstehen, sitzen die

Patienten zusammen, spielen Skat, Scrabble oder Rummikub. Ein Spiel, das Rommé ähnlich ist, das aber mit Zahlenplättchen gespielt wird. Mechanisch werden die Plättchen über den Tisch geschoben. Die Patienten werden mit Psychopharmaka auf ein Gemütslevel gehievt, auf dem sie sich stabil fühlen sollen. Es ist eine wohlige Leere, die sich breit macht. Die Pillen lassen Erwachsene wieder zu Kindern werden, die spielen, bis das Essen auf den Tisch kommt. Aber die Therapiestunden sind anstrengend und manchmal brutal: Da sterben Illusionen, da muss ein Selbstbild akzeptiert werden, das immer bekämpft worden ist.

Es fällt Biermann schwer sich einzugewöhnen. Gerade in den ersten Tagen stellt er vieles in Frage. Ist er überhaupt so krank, dass er hier sitzen muss, unter Patienten, denen die einfachsten Dinge nicht mehr gelingen? Die es nicht schaffen in der Bewegungstherapie einen einfachen Rhythmus durchzuhalten? Es dauert, bis er sich eingesteht, dass er krank ist und diese Krankheit behandeln lassen muss. »Das Problem bei der Depression ist, dass man sie nicht für jeden sichtbar zeigen kann. Das ist nicht wie ein gebrochener Arm, wo man sieht, da ist was gebrochen. Es ist eine psychische Sache und es ist schwierig, sich das selbst einzugestehen.« In den Einzel- und Gruppengesprächen lernt Biermann Symptome der Erkrankung und Verhaltensweisen von Depressiven kennen. »Obwohl sie mir sehr vertraut vorkamen, hat es gedauert, bis ich sagen konnte: Ja, das bin ich, ich bin depressiv.« Aber es ist mehr als das. Er muss sich auch eingestehen, dass er manchen seiner Träume überdenken muss, die matt geworden sind und die er wie Ballast mit sich schleppt. Als außergewöhnliches Fußballtalent hat er sich auf den Weg nach ganz oben gemacht. Jetzt ist er ganz unten gelandet. In Haus 17, im fünften Stock. »Hab ein starkes trauriges Gefühl«, schreibt Biermann«, »als ob mein Herz weint.«

Es wird viel von Biermann verlangt, was ihm schwer fällt: Von sich zu erzählen, vor allem das, was er jahrelang für sich behalten hat. Seine innersten Empfindungen offen zu legen, hat er nie gelernt. Biermann muss auch in der großen Runde vor Ärztinnen, Schwestern und den anderen Patienten die Geschichte seiner Erkrankung erzählen. Biermann muss lernen, sich zu mögen, so wie er ist. Zum ersten Mal seit Jahren trägt er wieder seine kupferroten Haare. Er gefällt sich nicht, wenn er in den Spiegel schaut. Er rasiert die Haare immer wieder ab, raspelkurz, so dass die Stoppeln nur durchschimmern.

Jeden Morgen kommt eine der Schwestern, jeden Morgen wird er geweckt mit derselben Frage: »Guten Morgen, sind Sie wach?« Wenn er nicht gleich aufsteht, wiederholt sich der Vorgang. Jeden Morgen, jeden Abend wird der Blutdruck gemessen, 140 zu 70, Biermanns Ruhepuls liegt immer bei 42, jeden Tag 42. Konnte er nicht einmal anders sein, ein einziges Mal? Als Zeichen, dass sich irgendetwas verändert? Durch den Trott der Tage sickert Verzweiflung. Biermann erlebt den Selbstmordversuch eines Mitpatienten, er hilft dabei, dessen Leben zu retten. Danach ist er so aufgewühlt, dass er sich auf den Flur setzen muss, um sich zu beruhigen. »Hatte dann den Gedanken nach Hause zu gehen«, tippt er mit wackligen Fingern. Biermann sieht, wie Angstpatienten verkrampfen und zu zittern beginnen, sobald sie die Klinik verlassen. Den Grund für die Angstattacken kann er nicht erkennen. Sie wollen schnell zurück hinter die Klinikmauern, wo sie sich sicher fühlen. Es gibt Tage, da weiß Biermann nicht mehr, wer er ist. Er ahnt nur, wer er sein könnte, ohne Angst, ohne Depression, mit Gefühlen. An manchen Tagen fühlt er sich stark genug, um einem Geschöpf das Leben schenken zu können, das in ihm eingesperrt ist. Es hat kupferrote Haare und ist mehr als ein Fußballprofi. Aber er ist noch nicht so weit, das zuzulassen.

Mehrmals verliert Biermann den Mut und will die Therapie abbrechen. An einem der Tage schreibt er:

Irgendwie nervt mich alles, fühl mich einsam, keinen Bock auf nichts, 22.30 Tablette und ins Bett. Hatte wieder den Gedanken nach Hause zu gehen, hab mich dann aber selbst überredet zu bleiben – ich darf mein Ziel nicht aus den Augen verlieren und ne andere Chance hab ich eigentlich nicht.

In den Therapiestunden lernt Biermann Techniken, mit denen er sich gegen neue Attacken der Depression wehren kann. Biermann lernt, sich zu wehren, wenn der schwarze Wirbel ihn wieder nach unten ziehen will. Er muss den Kreislauf der negativen Gedanken stoppen und positive Bilder aufbauen, um in diesem schwarzen Sog nicht unterzugehen. Dann versucht er einen Gedankenzipfel zu erwischen, der ihm Mut macht. Es ist anstrengend, es ist einfacher, sich von dem schwarzen Wirbel mitreißen zu lassen. »Ich weiß, dass bei mir Depressionsphasen kommen, die zu mir gehören. Das Entscheidende ist, mit diesen Phasen so umzugehen, dass ich nicht nach unten falle.« Es kostet ihn mehr Kraft als einer der brutalen Tage in der Saisonvorbereitung, wo die Profis manchmal so lange laufen müssen, bis sie sich erbrechen.

Depressive haben negative Denkmodelle im Kopf. In den Depressionsbewältigungs-Gruppen lernt Biermann mit den anderen Patienten, wie solche Denkmuster überwunden werden. »Man begreift, wie vieles zusammenhängt, man lernt die Depression zu verstehen«, erzählt Biermann. »Es wird versucht uns das positive Denken beizubringen.« Vorsichtige Zuversicht klingt durch, aber auch Zweifel. Wenn Biermann anfängt, sich in einer Grübelschleife zu verfangen, muss er sofort Gedanken aktivieren, die gegen das Inferno im Kopf ankämpfen. »Diese

Grübelschleifen fangen mit etwas Kleinem an, das steigert sich. Irgendwann ist man so fertig, dass man denkt, die Welt bricht zusammen. Dann ist alles sinnlos.«

Aber er merkt auch, dass er sich manchmal wieder an Kleinigkeiten freuen kann. Als seine Kinder zu Besuch kommen und Talea, die Tochter, mit offenen Armen auf ihn zugelaufen kommt, ist er noch lange gerührt. Im Tagebuch steht am 14. Tag der Therapie:

19 bis 20 Uhr Aromatherapie, dann erst ferngesehen und zufällig die Tischtennisrunde im Flur gehört – bin dann dahin und es war bis 22.30 echt lustig und hat Spaß gemacht – chinesisch zu acht mit den Leuten von der Nebenstation :-).

Juliane Biermann kommt häufig zu Besuch, oft streiten sie sich. Beide fühlen sich unverstanden. Sie verlassen die Station, gehen raus, draußen ist es kalt. Sie weiß, dass ihr Mann sich gut mit einer Patientin versteht, so gut, dass sie eifersüchtig ist. Biermann will niemandem weh tun, er reagiert so, wie er es gewohnt ist: gar nicht. Juliane Biermann kümmert sich zuhause allein um die Kinder. Die Kinder sind selten dabei, wenn sie ihren Mann besuchen. Biermann ist schnell überfordert, die Kinder haben Angst vor den Patienten, die sich mit verkrampften Bewegungen durch die Station schieben wie Menschenautomaten. Beide sind so erschöpft, dass sie sich manchmal ins Auto setzen und aneinander klammern, mit harten Körpern, ohne zu reden. Vielleicht ist es das letzte Mal, dass sie zusammen sind. Vielleicht ist es besser, wenn sie sich trennen würden. Aber sie kuscheln auch im Auto, es fühlt sich kurz an wie in den Tagen, in denen sie sich ineinander verliebt hatten.

Die beiden sind seit langem mal wieder alleine, haben Zeit für sich. »Wir waren gezwungen, uns zu unterhalten. Zuhause kann jeder in seine Ecke gehen, das konnte er jetzt nicht mehr. Da war er genötigt, mal spazieren zu gehen oder ein Spiel zu spielen«, erzählt Juliane Biermann. Am Wochenende darf Biermann manchmal nach Hause. Doch meistens ist er froh, wenn er am Montag wieder auf der Depressionsstation ankommt. Nichts ist mehr so, wie es war, in seinem Kopf, mit seiner Familie, mit Fußball. Er ist Berufsspieler, ohne den Beruf ausüben zu können, mit einer Depression, die ihn niederdrückt wie ein riesiges unsichtbares Gewicht.

Biermann schaut sich die Spiele im Fernsehen an, wenn sein FC St. Pauli spielt. Er freut sich, wenn der FC gewinnt, aber es tut ihm weh, nicht dabei sein zu können. Als St. Pauli gegen Union Berlin spielt, sein aktueller gegen seinen früheren Klub, fühlt er sich verloren und vergessen. Ins Tagebuch schreibt er:

Den Bericht zu St. Pauli – Union geschaut – nicht eine Aktion der Fans zu mir, mit ner scheiß Laune um halb 11 mit Tablette ins Bett. Es kotzt mich alles nur noch an.

Nur selten kommen Mitspieler und Funktionäre des FC St. Pauli vorbei, es sind nicht viele, die den Weg nach Ochsenzoll finden. Marius Ebbers, Florian Bruns, Timo Schultz, Manager Helmut Schulte, Holger Stanislawski und Co-Trainer André Trulsen. Dann erzählt Biermann schnell von den lustigen und kuriosen Momenten, die er in Ochsenzoll erlebt und gehört hat. Einer der Patienten hat mal versucht, mit seinem Auto in einen der Fahrstühle in einem Möbelhaus einzuparken. Es fällt ihm immer noch schwer, seine Gefühle zu zeigen. Es fällt ihm noch schwer, die dunklen Seiten der Depression zuzulassen.

Er will nicht enden, dieser Winter, der sich in die Länge zieht wie in einem Land, das weiter im Norden liegt. Die fleckigen roten Mauern des Klinikums wirken friedlich hinter dem

Schleier der Schneeflocken. Aber es ist ein Ort, an dem ganz viel Verzweiflung eingemauert ist. Biermann isst immer mehr Süßigkeiten, er hat wenig Bewegung, er macht kaum Sport. Wenn er mal joggt, kommt er nicht weit, draußen liegt Schnee, der Knöchel tut weh, das Knie. 58 Tage lang ist er auf der Station, er nimmt acht Kilo zu. Tagsüber springt der Ball auf der Tischtennisplatte, tock tock. Der Blutdruck wird gemessen, morgens und abends, er bleibt bei 140 zu 70, die Tabletten machen genügsam unter ihrem Dämmerschleier. Sie unterdrücken die Ängste und die Panik, aber sie vertreiben nicht die Ursachen. Nachts kommt die Angst zurück, wenn sie stärker wird als die Pillen, sie vertreibt den Schlaf. Manchmal steht Biermann dann stundenlang am Fenster, im fünften Stock, und starrt hinaus. Die Fenster lassen sich nicht öffnen, sie sind von außen mit Eisenstäben vergittert.

Biermann fängt an, in der Klinik Gitarre zu spielen. Und zu malen. »Herzmaler« wird er auf der Station genannt. Biermann malt kranke Herzen, von Krankheit zerfressen. Das Kranke ist schwarz, es frisst das Gesunde auf. Auf den Bildern ist mehr Schwarz als Rot zu sehen. Auf einem der Bilder sieht das Herz aus, als ob darin eine riesige Spinne gewachsen wäre. Mit haarigen Beinen. Kunst hat Biermann in der Schule nie gemocht, er war überzeugt, dass er nur das Talent besitzt, Fußball zu spielen. Jetzt kann er sich mit diesen Bildern am besten ausdrücken. Die Depression nahm ihm seine Gefühle weg, er muss erst wieder lernen zu fühlen, zu lieben, zu trauern. In der Therapie erfährt er, warum er nicht fühlen, warum er kaum lachen und sich nicht freuen kann. Jetzt hat der Gegner endlich einen Namen und ein Gesicht.

Der Krebs der Seele

Depressionen sind die Volkskrankheit Nummer eins in Deutschland. Etwa vier Millionen Deutsche leiden daran, das bedeutet, dass jede fünfte oder jeder fünfte Deutsche an Depressionen erkrankt. Weltweit sind rund 121 Millionen Menschen betroffen, die Weltgesundheitsorganisation WHO ist alarmiert, weil sich Depressionen zu einer »gesellschaftlichen und wirtschaftlichen Zeitbombe« entwickeln. Während die Zahl der Depressiven rasant ansteigt, entwickelt sich das Wissen der Forscher und Spezialisten nur schleppend. Es gilt als wahrscheinlich, dass eine Kombination verschiedener Faktoren Depressionen auslösen. In den Erbanlagen, Lebensgeschichten und Persönlichkeitsstrukturen der Betroffenen ist die Bereitschaft zur depressiven Erkrankung angelegt. Oft kommen belastende Lebensfaktoren dazu, Krisen oder traumatische Erlebnisse, die sich zu einer Dauerüberlastung steigern und in einer Depression münden. Oft ist es den Betroffenen nicht bewusst, wenn sie von einer Depression befallen werden. Veränderungen werden zwar zur Kenntnis genommen, man schläft schlecht, hat keinen Appetit und keine Lust, etwas zu unternehmen. Oft werden aber andere Ursachen dafür vermutet.

Landläufig werden depressive Erkrankungen unterschätzt. Depressive hören oft den Rat, sie sollen sich endlich mal zusammenreißen. Aber Depressionen sind keine Launen und Verstimmungen. Depressive können sich nicht zusammenreißen, wie von ihnen verlangt wird, die Krankheit besitzt eine radikale Zerstörungskraft. Depressionen zerstören die Psyche, wie der Krebs den Körper zerstört. Depressionen sind der Krebs der Seele. Es ist eine unberechenbare Krankheit, die Unfrieden in die Psyche trägt. Es ist eine fremde, dunkle und feindliche Macht, die von der Psyche Besitz ergreift und sich immer weiter ausbreitet, wenn die Krankheit nicht rechtzeitig behandelt wird. Die Depression nimmt den Kranken ihre Lebenskraft und das Denkvermögen. Sie zersetzt im Gehirn die Fähigkeit, sich am eigenen Schopf wieder herauszuziehen aus der Düsternis und Finsternis. Depressive erleben ihre Umwelt, ihre Umgebung oft wie durch eine dicke Milchglasscheibe, die sie isoliert. Der amerikanische Autor Andrew Solomon schreibt über Depressionen: »Als radikalste Vereinsamung zerstören sie sowohl Bindungen an andere als auch die Fähigkeit, in Frieden mit uns selbst zu leben.« Depressive verlieren das Vermögen zu lieben. Und sie machen es den Angehörigen schwer, von ihnen geliebt zu werden.

Eine Depression ist eine organische Erkrankung wie beispielsweise ein Herzinfarkt. Die Depression greift das Zentrale Nervensystem an, neuronale Botenstoffe wie Serotonin, Noradrenalin und Dopamin, die so genannten Neurotransmitter, die zur Datenverarbeitung in den Emotionszentren benötigt werden, erfüllen ihre Funktion nicht mehr. Diese Stoffwechselstörung beeinträchtigt die Kommunikation im Gehirn, mit der Folge, dass Gefühle wie Glück, Freude oder Zufriedenheit nicht mehr empfunden werden können. Negative Gefühle gewinnen die Übermacht, im Kopf tobt ein Inferno. Depressive werden von Grübelschleifen erfasst. Eine Lösung von Problemen scheint nicht mehr möglich zu sein. Nur ein Gefühl ist präsent, eine übersteigerte Angst, oft ohne rationale Grundlage. Es ist Teil der Krankheit zu denken: Nie wieder werde ich etwas können, nie wieder wird etwas gut. Oft sind es für gesunde Menschen selbstverständliche Tätigkeiten, an denen Depressive scheitern, wie duschen oder Zähne putzen. Es ist der Verlust der Handlungsfähigkeit, der Verlust der emotionalen Anteilnahme. Ein Zustand, wie betäubt, den Biermann gut kennt. Selbst als er bei den Geburten seiner beiden Kinder dabei ist, »konnte ich nichts empfinden. Ich wusste, wie ich mich verhalten muss, damit meine Reaktion nicht auffällt. Also habe ich so getan, als ob ich mich freuen würde.« In Wirklichkeit empfindet er gar nichts.

An Depressionen kann jede und jeder erkranken. Auch die nach Perfektion und Höchstleistung Strebenden können depressiv werden, Leistungssportler wie Sebastian Deisler, Robert Enke oder Andreas Biermann fallen in diese Kategorie. Spitzensportler stehen oft unter dem Druck, perfekt zu sein. »Ich hatte immer den Anspruch, perfekt sein zu müssen. Etwas anderes hätte ich von mir nicht akzeptiert«, sagt Andreas Biermann. »Ich habe mich über meine eigenen Fehler viel mehr geärgert als über die von anderen.« Als Biermann zum ersten Mal sieht, wie Sebastian Deisler Freistöße und Eckbälle schießt, trainiert er das nach dem Training so lange, bis er die Schusstechnik beherrscht. »Das musste bei mir klappen, was anderes hätte ich nicht zugelassen.« Viele Profis konzentrieren sich schon früh auf den Sport, sie opfern ihre Kindheit dem Sport, der zur Stütze ihrer Persönlichkeit wird.

Der Autor Holger Reiners bezeichnet die Deformierung der Persönlichkeit durch die Depression als »Das heimatlose Ich«. Solche »heimatlosen Seelen« sind es häufig, denen in der Kindheit Wärme und Geborgenheit gefehlt haben, um ein stabiles Selbstwertgefühl zu entwickeln. Das hat Sebastian Deisler beschrieben, wie auch Andreas Biermann. Sie streben nach Höchstleistungen im Fußball und der damit verbundenen Anerkennung. Die Suche nach Anerkennung wird zur Sucht, Fußball die Strategie, um den eigenen Selbstwert zu fühlen. Bei Sportlern bildet sich häufig das Denk- und Verhaltensmuster: Lohn gibt es nur für Leistung, Liebe nur für Perfektion. »Nach diesem Motto habe ich immer gelebt«, bestätigt Andreas Biermann. Wer nichts leisten kann, ist nichts wert in einer

Gesellschaft, die Leistung zum Fetisch erhoben hat. So bildet sich kein Selbstvertrauen, sondern ein brüchiges und temporäres Selbstwertgefühl, das immer wieder bestätigt werden muss. Wenn Körper und Psyche diesen Anforderungen nicht gewachsen sind, werden sie anfällig für Depressionen. Es sind häufig Charaktere wie Andreas Biermann, die mit Sport mangelndes Selbstwertgefühl wettzumachen versuchen und ihre psychische Stabilität mit sportlicher Anerkennung erhalten oder verlieren.

Seelische Probleme passen nicht in das Bild des Leistungssports. Depressionen werden im Spitzensport besonders stark tabuisiert, weil sie nicht mit der Vorstellung des makellosen und starken Athleten übereinstimmen. Wenn Leistungssportler an Depressionen leiden, reagiert die Öffentlichkeit überrascht und geschockt, als wären die besonders Leistungsfähigen vor psychischen Störungen gefeit. Dabei besteht das Risiko genau so, sich eine seelische Verletzung zuzuziehen wie eine körperliche. Spitzensportler gelten als Auserwählte, als Privilegierte. Aber die öffentliche Wahrnehmung richtet sich einseitig auf die Gewinner in der Lotterie des Leistungssports. Die Mehrzahl der Leistungssportler erlebt aber das Verpassen von Zielen häufiger als den Erfolg, was eine Ursache für psychische Probleme sein kann. Aber auch die Superstars haben ihre Probleme, wie Oliver Kahn in einem Interview mit der »Süddeutschen Zeitung« erzählt: »Egal, ob man sich Andre Agassi anschaut oder Tiger Woods, eines ist bei Menschen in Hochleistungsbereichen weit verbreitet: die Anfälligkeit für psychische Störungen. Dass Menschen, die sich in extremen Sphären bewegen, unter Ängsten, Depressionen oder Ähnlichem leiden, ist für mich nicht neu.«

Aber ein depressiver Leistungssportler wird in einer besonders leistungsbezogenen Welt auf wenig Verständnis stoßen und allein bleiben. Gerade im Fußball, wo überzogene männliche Rollenklischees überwiegen, wo Werte wie »Härte zeigen« oder »Angstfreiheit« gelten, wird es enorm schwierig, psychische Probleme vor sich und anderen einzugestehen, wie eine Studie über »Leistungssport und psychische Störungen« belegt. Außerdem zählen »Nehmerqualitäten«, die Bereitschaft, Schmerzen und Verletzungen zu bagatellisieren, zu männlich dominierten Sportarten.

Aber psychische Erkrankungen sind auch Reaktionen auf Karrierekrisen: Berufliche Karrieren sind oft auf Jahrzehnte angelegt, bei Sportlern besteht nur ein relativ kurzer Zeitraum, die gesetzten Ziele zu erreichen. Der Preis für die Karriere ist hoch und mit extremen Entbehrungen und Aufwand verbunden. Größere Verletzungen können die Karriere gefährden, zu den körperlichen Schmerzen und den Anstrengungen der Rehabilitationsmaßnahmen können Ängste und Depressionen treten.

Die Depression gilt noch immer als Krankheit der Schwachen, Anfälligen und Überforderten. Viele Depressive lassen sich aus Scham nicht behandeln, dabei sind die Erfolgsaussichten gut. Wer sich frühzeitig behandeln lässt, kann wieder völlig gesunden. Es gibt Depressive, die ihre Krankheit perfekt verbergen können. Sie täuschen ihre Umwelt, kein Mensch ahnt, was in ihnen vorgeht, welchem inneren Terror sie ausgesetzt sind. »Ich war der perfekte Schauspieler, niemand hat gemerkt, dass in mir drin nichts mehr los war«, sagt Andreas Biermann, »ich wusste genau, was die anderen sehen und hören wollten.«

Die Stigmatisierung der Krankheit und die Scham der Betroffenen machen Depression zur häufigsten Todesursache in Deutschland. Mehr als 10.000 Menschen nehmen sich jedes Jahr in Deutschland das Leben, rund 70 Prozent der Suizide gehen auf Depressionen zurück. In Europa ist die Krankheit

Depression tödlicher als Aids, Drogenmissbrauch und Verkehrsunfälle zusammen. Dabei wollen Depressive in der Regel gar nicht sterben, sie möchten das unerträgliche Inferno in ihrem Kopf, das Gefühl der Sinnlosigkeit stoppen.

Am fünften Tag spürt er, dass er alles ändern muss, wenn er überleben will. An diesem Tag will er allen zeigen, dass er nur diese eine Chance hat. Er will alles offen legen, auch die geheimste Empfindung nach außen zerren. Auch das, was er stets als Schwäche verachtet hat, will er nicht mehr verbergen. Am fünften Tag auf der Depressionsstation im Hamburger Klinikum Nord lässt er sich von Klaus, einem der anderen Patienten, seinen Schädel rasieren.

Als seine braun gefärbten Gelhaare unter dem Scherkopf des Rasierers fallen, tritt zutage, was er hassen gelernt hat: Seine kupferroten Haare, die er jahrelang unter anderen Farben versteckt hielt. Die Stoppeln sind sechs Millimeter kurz, sie kratzen wie Schmirgelpapier. Als er sich im Spiegel betrachtet, ist es, als ob eine Stimme tief in ihm drin flüsterte: Schaut her, so bin ich. So will ich sein. Aber er traut dieser Stimme noch nicht.

Kapitel 9
»Den Fußball zu verlieren,
ist seine größte Chance«

Interview mit Silka Hagena, Psychologin von
Andreas Biermann in Hamburg-Ochsenzoll

Silka Hagena ist leitende Abteilungspsychologin für affektive
Erkrankungen an der Asklepios Klinik in Ochsenzoll. Sie be-
treute Andreas Biermann während seiner Therapie auf der
Depressionsstation und ambulant bis zu seinem Umzug nach
Berlin.

Andreas Biermann war der »Pumuckl aus Spandau«, er hat als
Kind sehr unter Hänseleien gelitten.

Seine Schulzeit war bis zu seinen ersten Erfolgen im Jugendfuß-
ball aufgrund seiner äußeren Erscheinung gekennzeichnet von
Hänselerfahrungen. Damals galten rote Haare und helle Haut
als unattraktiv. Diese Erfahrungen lösten starke Unsicherheit
bei ihm aus und führten dazu, dass er mit einer permanen-
ten, erhöhten Grundanspannung und Erwartungsängsten in
die Schule ging, weil er damit rechnen musste, gehänselt und
vorgeführt zu werden. Mit diesen negativen Gefühlen blieb er
allein.

Er hat versucht, allein damit klar zu kommen.

Ja, er ist zwar sehr liebevoll groß gezogen worden, aber in einem familiären und kulturellen Klima, in dem nicht über Gefühle gesprochen wurde. Es gab daher weder Modelle noch

Unterstützung im Umgang mit diesen Selbstzweifeln und negativen Erlebnissen. Er hat daraus eine Grundstruktur entwickelt, Gefühle nicht mehr wahrzunehmen. Man spricht dabei von Alexithymie, der so genannten Gefühlsblindheit. Es geht nicht darum, Gefühle zu unterdrücken, vielmehr treten sie gar nicht mehr ins Bewusstsein. Auch wenn das in der Kindheit eine Bewältigungsstrategie darstellte, sind Menschen mit Defiziten bei der Emotionswahrnehmung und damit auch der Emotionsregulation später gefährdet, in Krisensituationen depressiv zu reagieren. Da sie nicht die Möglichkeit haben, Gefühle differenziert wahrzunehmen, sie auszudrücken und damit anderen mitzuteilen. Je unlösbarer Probleme erscheinen, je negativer Reaktionen darauf werden, desto größer wird die Sprachlosigkeit und Entkoppelung des Betroffenen von seiner Umwelt. Depressive und suizidale Krisen können eine Folge davon sein.

Wann hat sich bei Andreas Biermann eine Depression ausgebildet?

In der Biographie und Krankheitsanamnese von Andreas Biermann finden sich viele Faktoren, die auf eine Dystymie als Primärerkrankung hinweisen. Das ist eine leichte, aber chronische Depression, die häufig aufgrund früher ungünstiger Entwicklungsbedingungen, in diesem Fall der negativen schulischen Erfahrungen, entsteht und dazu führen kann, dass nie ein normales Stimmungsniveau erreicht wird. Dass Freude nicht richtig wahrgenommen werden kann und eine leichte Grübelneigung bestehen bleibt. Diese Betroffenen beschreiben oft, dass sie sich nie richtig freuen können, nie richtig ausgelassen sind und vor Energie strotzen. Es ist immer alles ein wenig ausgebremst.

Andreas Biermann hat sich nur auf dem Fußballplatz wohl ge-
fühlt.

Ja, der Fußball bekam eine außerordentliche Bedeutung für
ihn, weil er über seine sportlichen Erfolge plötzlich und erstmalig die Erfahrung machte, anerkannt zu sein. Das Problem
dabei ist, dass der fußballerische Erfolg, die Anerkennung seiner sportlichen Leistungen zur einzigen Quelle seiner Selbst-
wertbefriedigung wurde. Er hat nur eine Bewältigungsstrategie
gelernt, über fußballerische Leistung und öffentliche Beach-
tung dieser Leistung seinen Selbstwert zu stabilisieren. Er hat
nicht gelernt, sich mit anderen zu messen, sich zum Beispiel
über seine intellektuelle Leistungen auszuzeichnen. Er hat sich
ausschließlich über Fußball definiert. Als er die sportliche Leistung verletzungsbedingt erstmalig nicht mehr abliefern konnte,
wurde auf dem Boden einer Dysthymie erstmalig eine schwere
depressive Episode und suizidale Krise ausgelöst.

In Chemnitz war er sehr kontaktfreudig, er ging auf andere Men-
schen zu.

Das war eine kurze Phase, in der er sich getraut hat, auf andere zuzugehen. Aber immer hinter dem Schutzschild des
erfolgreichen Fußballspielers. Er hat damals ein ausgeprägtes
Sicherheitsverhalten ausgebildet, indem er versucht hat, alle
vermeintlichen Makel wie rote Haare und blasse Haut zu ka-
schieren. Aber er war nicht richtig selbstbewusst, es fehlte die
Grundannahme: »So wie ich bin, unabhängig vom Erfolg, bin
ich liebenswert und wertvoll.«

Trotzdem hat er angefangen, mit Frauen zu flirten.

Es ging nicht um Beziehungen, es ging um Anerkennung. Er wollte sein schwaches Selbstwertgefühl um jeden Preis aufwerten. Es hat sich beim ihm festgesetzt, unbewusst als Schema: Ich bin nicht gut genug, ich habe vermeintliche äußerliche Makel, deswegen werde ich abgelehnt. Er hat gelernt, nur wenn ich besondere Leistungen bringe, dann bin ich etwas Besonderes und werde geliebt. Als Fußballspieler war er etwas Besonderes, da stand er schon früh in der Öffentlichkeit. Es bildeten sich Glaubenssätze und Oberpläne aus wie: Ich bekomme nur etwas, wenn ich besonders viel leiste. Oder: Nur, was öffentlich als gut registriert wird, ist gut!

Seinen Eltern wollte er immer ein Traumschloss schenken.

Er hatte bis vor kurzem diese Vorstellung, er müsse seine Eltern retten, er müsse ihnen ein Haus bauen. Dabei war in den Monaten seiner Erkrankung überhaupt nicht klar, wie er die eigene Familie versorgen kann. In dieser Situation hielt er trotzdem ungebrochen an dieser Vorstellung fest. Auch hier war das zentrale Motiv der Wunsch nach Anerkennung, sein Wunsch etwas zu schaffen.

Es sind extreme Welten: Im Fußball wird er gefeiert, außerhalb abgelehnt.

Er hat in einer entscheidenden Entwicklungsphase, dem Übergang von der Jugend in das frühe Erwachsenenalter, etwas Falsches gelernt. Nachdem er stark gehänselt worden war, steht er plötzlich im Rampenlicht. Er hat gelernt, nur über extreme öffentliche Aufmerksamkeit kann ich mich halbwegs wertvoll fühlen. Er hat es nicht erlebt, dass man mal nur Mittelmaß ist und trotzdem seine Freunde hat, die einen schätzen. Diese Aufmerksamkeit zu bekommen in einer unreifen Phase, das ist ein generelles Problem im Fußball. Da schießt einer 30 Tore, wird belohnt mit öffentlichem Lob und Interesse. Dann trifft er nicht, im besten Fall reagiert die Öffentlichkeit mit Desinteresse, im schlimmsten Falle mit öffentlicher Demontage: »Der ist doch weg vom Fenster!« Das ist gerade im Leistungssport eine irre Falle, das kann Krisen auslösen, gerade vor, während und nach der Weltmeisterschaft im öffentlichen Umgang mit Fußballstars wieder gut zu beobachten. Andreas Biermann ist nicht der einzige Profi, der sich behandeln lassen musste.

Andreas Biermann hat zweimal versucht, sich das Leben zu nehmen.

Bei ihm haben Belastungsfaktoren wie Verletzungen zweimal zu einer schweren Depression geführt, die in Suizidversuchen mündeten. Den ersten Suizidversuch hat er während der ersten schwerwiegenden Verletzung nach der ärztlichen Feststellung unternommen, dass er keine Profikarriere mehr verfolgen kann. Normalerweise kommen da Gefühle hoch wie Zukunftsangst, Hoffnungslosigkeit, Verzweiflung oder Wut. Auch über heftige Gefühle bekommt man Kontrolle, wenn man sie genau wahrnehmen, anerkennen und seinem Umfeld gegenüber ausdrücken kann. Das konnte er nicht. Er hat versucht, diese Gefühle in Schach zu halten, gar nicht ins Bewusstsein hoch kommen zu lassen. Gleichzeitig entstand eine totale Spannung, sogenannter Hochstress. Ohne Hilfe mündet das häufig in selbstverletzendem Verhalten oder Suizidimpulsen.

Er hat sich über Jahre eine Verletzung nach der anderen zugezogen. Ist das Pech?

Er hat sich so häufig verletzt, dass man es gar nicht glauben mag. Er war krank, ohne es zu wissen. Wenn jemand immer wieder über seine Möglichkeiten und Grenzen geht, dann löst das einen hohen anhaltenden Stress aus. Menschen, die chronisch unter Stress leiden, zeigen nicht selten eine erhöhte Anfälligkeit für Verletzungen, für Infekte. Man könnte es auch so deuten: Sein Körper hat permanent Signale gesendet, du kannst nicht mehr, du gehörst hier nicht mehr rein, such dir einen anderen Weg.

Er hat über seine Verhältnisse gelebt, weil er unbedingt seinen Traum verwirklichen wollte.

Er hat angefangen seinen Körper zu hassen. Aber die Belastung war nicht nur körperlicher Natur, er ist auch psychisch über seine Belastungsgrenzen gegangen. Schon seit der ersten Knieverletzung, aber spätestens mit dem Wechsel zum FC St. Pauli, hat er in permanentem Stress gelebt. Die Angst, es nicht mehr zu packen und zu versagen, dieses permanente Streben wieder in das Team zu kommen, das hat die erneute depressive Krise mit ausgelöst.

Und dennoch hat er sich nach Verletzungen immer wieder aufgerafft.

Er hat wie alle Profispieler mit unglaublicher Energie versucht, den Anschluss wieder zu bekommen. Er hat aber nie mehr diesen Ausnahmestatus erreicht, den er als Jugendlicher hatte. Es muss eine enorme Überforderung gewesen sein, immer

wieder mit der Brechstange doch noch diesen Gipfel zu erreichen. Das hat er sehr auf Kosten seiner seelischen und körperlichen Unversehrtheit gemacht. Wenn er nach der ersten
großen Verletzung sich hätte damit auseinandersetzen können,
dass dieser Weg vielleicht zu Ende ist, wäre es möglicherweise
die Chance gewesen, eine erneute Krise zu vermeiden. Das war
aber nicht möglich, weil es für ihn wie für viele Profifußballer
keine Vorstellungen und auch Erfahrungen außerhalb des Fußballs gab. Man kann den Lebensentwurf eines solchen Spielers
vergleichen mit einem Holzhaus, das nur auf einem statt auf
acht Stäben steht: Beim ersten Sturm bräche es zusammen. Die
vielen Verletzungen, die fehlende Unterstützung für Profis wie
Andreas bei der Entwicklung alternativer beruflicher Perspektiven bedeuten zwangsläufig eine Krise, wenn die Fußballkarriere verletzungsbedingt oder aufgrund nicht ausreichender
Leistungen wegbricht. Im Profifußball existieren Strukturen,
die solche Krisen erklären.

*Andreas Biermann hat geschauspielert, wie auch Robert Enke.
Weil er Angst hatte, seine Probleme würden ihm als Schwäche
ausgelegt.*

Menschen in einer schweren Depression entwickeln häufig
massive Zukunftsängste und Selbstzweifel, alles wird zu einem unüberwindbaren Hindernis. Jeder Lösungsweg scheint
verstellt zu sein. Das ganze Denken kreist immer nur um eine
Situation. Es gibt nur einen Gedanken, der immer wieder von
vorne losgeht: Alles was ich habe, ist doch der Fußball. Ich bin
ohne Fußball nichts wert. Was soll ich nur machen? Man kann
sich diese Gedanken wie eine Endlosschleife vorstellen, man
saugt sich an diesem Gedanken fest. Ein depressiv erkrankter
Mensch verliert die Kompetenz, diesen Gedanken zu hinter-

fragen, das Schwarz-Weiß, das Verallgemeinernde dieses negativen Gedankens als Denkefehler zu erkennen: Dass er zum Beispiel eine Frau hat, die ihn liebt, die ihm das jeden Tag vermittelt. Aber das kommt nicht mehr an, weil der Kopf von dem Gedanken »Ich habe nur den Fußball« terrorisiert wird.

Nach außen versuchen Depressive gelassen zu wirken?

Viele Betroffene wollen nicht zeigen, wie es ihnen wirklich geht. Im Falle von Andreas Biermann war es die Angst, die Leistung nicht bringen zu können, das Trainingspensum nicht zu bewältigen, nicht überzeugen zu können mit seiner Leistung. Das war ein Kernsymptom seiner depressiven Phase, die er über einen längeren Zeitpunkt als ihm möglicherweise bewusst war, immer wieder durch noch größere Anstrengung zu kompensieren versuchte. Damit setzt sich ein Teufelskreis in Gang und im Leistungssport ein echter Knockout. Da wird immer wieder impliziert, dass ein Profisportler per se gesund ist, körperlich und psychisch. Bei Spielern wie Andreas Biermann oder Robert Enke steht die realistische Angst dahinter, nicht mehr berücksichtigt zu werden, weil das Risiko zu groß erscheint, einen kranken Spieler einzusetzen.

Viele Profisportler haben Probleme und Süchte, es wird aber nicht darüber gesprochen.

Psychische Erkrankungen sind letztendlich immer noch stigmatisiert in unserer Gesellschaft, bei Männern immer noch stärker als bei Frauen. Dieses Tabu wird im Leistungssport fortgeschrieben und vergrößert, in einem männerdominierten Leistungssport wie Fußball potenziert sich die Tabuisierung und die Angst vor Entdeckung. Das sind Erfahrungen, die auch

Andreas Biermann machte und in der Therapie reflektierte: Hilflos zu sein, Schwächen zu zeigen oder Gefühle zuzulassen, das ist absolut nicht angesagt in Profimannschaften.

Auch Depressionen werden im Fußball tabuisiert.

Es gab kaum Versuche von Mitspielern, Kontakt mit Andreas Biermann aufzunehmen, weder in die Klinik noch privat. Das scheint symptomatisch dafür, was immer noch im Fußball, im Leistungssport vor sich geht: Kaum einer will mit dieser Traurigkeit, diesen negativen Gefühlen, dieser Hilflosigkeit konfrontiert werden. Als er wieder mittrainiert hat, da war eine große Sprachlosigkeit hinsichtlich der Geschehnisse in der jüngsten Vergangenheit. Andreas Biermann hätte sich zu diesem Zeitpunkt Nachfragen seiner Mitspieler gewünscht, zeigte sich enttäuscht und dadurch wieder selbst verunsichert, als das ausblieb. Aber ernsthaft nachgefragt hat kaum einer.

Passt Andreas Biermann in diese Fußballwelt?

Nein, er hat jahrelang versucht, da mitzumachen. Aber er merkt jetzt auch, dass er sich lange in einer Welt bewegt hat, die sehr oberflächlich ist. Diese männlichen Attribute und Verhaltensweisen haben ihn gestresst. Er passt nicht in diese Welt, auch wenn Fußball lange seine wichtigste Lebenssäule darstellte.
Aber ich glaube, dass er noch viele andere Dinge genau so gut kann. Dass er nur aufgrund dieser frühen eingleisigen Entwicklung gar nicht die Chance hatte, sich kennen zu lernen und zu erfahren, was er sonst noch für Fähigkeiten und Stärken hat. Ich fand es sehr positiv, als er eines Tages gesagt hat: Ich bin eher schüchtern, zurückhaltend, ich bin ein Ruhiger. Er konnte es zum ersten Mal so ausdrücken, dass es kein Makel war,

sondern eine Selbstbeschreibung: So bin ich. Und ich passe gar nicht in diese Fußballwelt. Er liebt Fußball, aber nicht die Strukturen und Verhaltenskodexe, die dort herrschen.

Nach Robert Enkes Tod haben sich einige Leistungssportler wegen Depressionen behandeln lassen, alle anonym, außer Andreas Biermann.

Jeder Fünfte erkrankt im Lauf seines Lebens mal an Depression, das macht auch vor dem Fußball keinen Halt. Aber in diesem Bereich ist es extrem schwer, sich Hilfe zu holen, offen mit Depressionen umzugehen. Dafür müsste sich Grundlegendes im Fußball ändern. Robert Enke ist ein sehr trauriges Beispiel. Er hat unter einer schweren Depression gelitten. Eine schwere depressive Episode ist in der Regel ohne Medikamente nicht zu behandeln. Viele brauchen eine Zeit lang eine Intensivbehandlung, müssen raus aus dem System. Er stand immer vor dem Dilemma, wenn er das tut, was er braucht, ist er raus aus dem Fußball. Aus diesem inneren Zwiespalt ist er nicht rausgekommen. Somatische Erkrankungen gelten überwiegend als ausheilbar, bei psychischen Erkrankungen herrscht immer noch der Mythos, einmal depressiv, immer depressiv. Ein Fußballer, der sich als depressiv oder ängstlich outet, wird vermutlich kein Spiel mehr bestreiten.

Was müsste sich ändern im Fußball?

Psychische Erkrankungen dürfen nicht mehr so stigmatisiert sein. Es wäre sehr hilfreich, wenn viel öffentlicher darüber gesprochen würde. Wenn es in einer Mannschaft einen gäbe, der darüber berichtet, dass er mal unter einer Angststörung gelitten hat oder unter einer Depression, dann könnte das dazu beitragen, dass psychische Erkrankungen oder Krisen im Profifußball thematisiert werden dürfen und fachgerechte Behandlungen selbstverständlicher werden. Es ist auch zu wenig bekannt, dass Depressionen sehr gut zu behandeln sind. Wenn man eine Depression erfolgreich behandelt, kann das gleiche Leistungsniveau erreicht werden wie vor der Erkrankung. Es gibt ein Fehlurteil, das sich auf Leistungssport und Profifußball extrem auswirkt: Da heißt es, einmal Depression, immer Depression, einmal psychisch krank, immer psychisch krank. Depression wird nicht als eine Krise betrachtet, die mit Psychotherapie und Medikamenten behandelt werden kann. Es wird damit immer verbunden, dass ein Depressiver im Fußball nichts zu suchen hat. Solange sich das nicht ändert, werden sich Menschen nicht frühzeitig in Behandlung geben und suizidale Krisen oder Suizidversuche bleiben als Risiko bestehen.

Hat Andreas Biermann mit seiner Therapie sein Leben gerettet, aber das verloren, was er am meisten liebt, den Fußball?

Ich sehe das gar nicht so. Man könnte sachlich argumentieren: Er verliert nur den Job, er hat keine bleibende schwere Krankheit, er sitzt nicht im Rollstuhl. Er hat sich nach dem Suizidversuch zum ersten Mal gezwungener Maßen damit auseinander gesetzt, dass es noch andere Perspektiven gibt, in Bereichen, in denen mehr Normalität herrscht als im Fußball. Er hat die große Chance zu lernen, dass er mehr Fähigkeiten und Stärken hat, als Fußball zu spielen, dass er Anerkennung und innere Zufriedenheit auch durch andere berufliche Herausforderungen erlangt, dass er möglicherweise auch lernt, mit sich selbst zufrieden zu sein, ohne dass das in der Zeitung steht. Den Fußball zu verlieren ist die größte Chance, die sich aus seiner Krise ergeben könnte.

Rückkehr nach Spandau

Die mit brauner Farbe aufgemalten Tore sind noch immer zu erkennen, in dem kleinen Metallkäfig in Berlin-Spandau, in dem Andreas Biermann immer dem Ball hinterher rannte, so oft es ging. Aber sonst ist nichts mehr so wie damals, als viele dachten, dass aus Andreas Biermann mal ein Fußballstar werden könnte. Jetzt hängen Basketballkörbe über dem Spielfeld, Jugendliche in HipHop-Klamotten werfen sich den Basketball zu, klatschen sich nach jeder gelungenen Aktion ab. Fußball wird hier nur noch selten gespielt.

Regen prasselt auf den verwohnten Wohnblock. Andreas Biermann ist für wenige Stunden nach Spandau zurückgekehrt, um seine Eltern zu besuchen. Auf den Straßen hört man viele Sprachen, in diesem Gewirr geht Deutsch als Hauptsprache manchmal unter. Man kann das gut finden, als Ausdruck einer multikulturellen Gesellschaft. Die alten Spandauer aber halten nichts davon. Sie sagen, dass man heute Russisch und Polnisch sprechen müsste, um gut über die Runden zu kommen. Früher sei es hier ruhig, gewesen, heute sei es laut, sagen sie. Es sind Klagen von Menschen, die in den Schatten gerückt sind. Spandau gilt als Problemstadtteil, in dem sich viele der sozial Schwachen sammeln und die Kaste der Hartz-IV-Empfänger bilden.

Wenn es nach Andreas Biermann ginge, dann würden seine Eltern längst woanders leben. Wenn es anders gelaufen wäre, dann hätte er längst das Haus gebaut, das Traumschloss, in dem sie gemeinsam wohnen könnten. »Wenn ich sie besuche, dann denke ich, dass ich ihnen etwas Besseres gönnen müsste«, sagt Biermann, »dann frage ich mich: Warum hast du das nicht geschafft?« Seit wenigen Wochen weiß er, dass seine Mutter schwer an Krebs erkrankt ist, sie will nicht mehr aus Spandau wegziehen. Sie hat sich an ein Leben gewöhnt, zu dessen Alltag Mängel gehören.

Der Fahrstuhl im Wohnblock ächzt wie ein Museumsstück, einer der Nachbarn fragt: »Andi, wo spielste denn jetzt?« »Bin auf Klubsuche«, erwidert Biermann.

Er spielt nirgendwo, seit sein Vertrag beim FC St. Pauli ausgelaufen ist. Er hat Hamburg verlassen und ist nach Falkensee gezogen, an den Stadtrand von Berlin, wo er den ganzen Sommer über auf Angebote gewartet hat. Biermann richtet das Haus ein, das er mit seiner Familie bezogen hat. Manchmal geht er mit seinem Schwager an der Havel angeln, »auf Karpfen«. Dann übernachten sie im Zelt und warten, bis einer der nachtaktiven Fische anbeißt. Biermann fotografiert die gefangenen Karpfen mit seinem iPhone und setzt sie wieder zurück ins Wasser.

Wenige Minuten von der Wohnung seiner Eltern entfernt ist Andreas Biermann zur Schule gegangen. Auf dem Weg dorthin kommt er am »Damen und Herren Salon« vorbei. Doch Biermann braucht keinen Haarschnitt mehr, er rasiert sich seine roten Haare bis auf wenige Millimeter ab. Es ist Zufall, dass Biermanns ehemalige Deutschlehrerin gerade durch die Aula geht, als er die Schule betritt. Sie kann sich gut an den ruhigen Schüler erinnern, bei dem man nie genau wusste, was in seinem Kopf vorging.

Gleich neben der Schule ist der Trainingsplatz von Schwarz-Weiß Spandau, auf dem er in den Schulpausen immer Fußball gespielt hat. Es war der einzige Ort, an dem er sich sicher und geborgen gefühlt hat. Die Klubgaststätte, in der die Jugendspieler von Schwarz-Weiß nach Siegen zusammen saßen und klebrige Fassbrause aus dem Stiefel tranken, gibt es heute nicht mehr. Aus ihr ist ein Kosmetikstudio geworden. Andreas Biermann beobachtet unbewegt den Kunstrasenplatz, auf dem er so oft gefeiert wurde. Aber es arbeitet hinter den starren Gesichtszügen. »Lass mal gehen«, sagt er und dann will er nur noch ganz schnell weg.

»Kann ein Depressiver überhaupt lieben?«
Juliane Biermann, nach der Therapie

Juliane Biermann erzählt an einem heißen Freitagnachmittag über ihr Leben nach dem Suizidversuch ihres Mannes, über Therapien, Hoffnungen, Wünsche und Zweifel. Und die Angst, die immer da ist. Sie weint immer mal wieder, es fällt ihr nicht leicht, ihre Gedanken und Gefühle zu schildern.

Der Alltag hat sich für uns sehr verändert, wir müssen den Suizidversuch verarbeiten und alles, was damit hochgekommen ist. Andi macht eine Therapie, ich auch, gemeinsam haben wir eine Ehe-Therapie angefangen, weil wir so nicht mehr weiter machen konnten. Der Suizidversuch hat alles verändert, wir müssen wieder von vorne anfangen. Ich kann insgesamt besser mit der Situation umgehen, weil ich jetzt eine Erklärung für sein Verhalten habe. Vorher habe ich immer alles auf mich bezogen: Was mache ich nur falsch? Aber den Umgang im Alltag, den müssen wir lernen. Das ist oft sehr mühsam. Man sagt ja immer, man soll Depressive behandeln wie normale Menschen, das fällt mir nicht so leicht. Irgendwo will man Rücksicht nehmen, ich will ihn aber auch nicht zu sehr schonen und verwöhnen. Da den richtigen Weg zu finden, ist total schwer für mich.

Ich darf ihn auch nicht zu viel oder falsch fragen, da ist er ganz schnell genervt. Ich würde gerne mehr wissen und ihn besser verstehen, aber ich bin diejenige, mit der er am wenigsten gerne darüber redet. Das macht es schwierig, alles zu verstehen. Nach dem Krankenhaus habe ich ihm gesagt, dass er mir mehr erzählen soll. Aber da macht er gleich dicht und sagt: Du verstehst es eh nicht. Aber ich kann versuchen, mich da rein zu versetzen, und dafür hätte ich gerne Informationen. Ich weiß nicht, woran es liegt, dass er sich bei mir so ungern öffnet. Vielleicht weil er denkt, dass ich dann mitleide.

Bis jetzt ging es mit richtig schlechten Phasen. Einmal ist er gar nicht aufgestanden, hat bis um 13 Uhr im Bett gelegen, obwohl ich ihn damit gelockt habe, dass ich was Schönes zu Mittag koche. Er wollte nicht mal was essen, das sagt er ganz selten. Ich habe ihn gefragt, ob ich was für ihn tun könne. Er meinte: In Ruhe lassen. Da hatte ich auch wieder Angst. Er gibt nicht alles preis, wenn es ihm nicht gut geht und versucht manches zu überspielen.

Da hat man immer im Hinterkopf, dass er mir etwas vorspielt und vorlügt, so wie er es vor der Therapie gemacht hat. Nach dem Tod von Enke habe ich immer gedacht: Wenn er mal ein paar gute Tage hat, muss ich immer die Angst haben, dass er mir richtig was vorgaukelt, um das nächste Ding in Ruhe abschließen zu können. Robert Enke hatte seinen Selbstmord geplant und war die Tage davor ganz ruhig und ausgeglichen. Man kann ja nicht mal froh sein, wenn er gut drauf ist. Wenn man immer die Angst im Hinterkopf hat. Deshalb gibt es Momente, da freue ich mich, wenn er sagt, mir geht's heute nicht so gut. Oder wenn er mal liegen bleibt und sagt: Ich kann nicht, ich mag nicht. Das tut mir zwar auch weh, aber er hat es wenigstens gesagt. Und nicht verschwiegen oder überspielt. Es gab sicher auch nach der Therapie Momente, in denen es ihm schlecht ging und die er nicht erwähnt hat.

Dass wir uns wieder vertrauen lernen, das ist ein wichtiger Schritt, diese Krise zu überstehen. Aber wie soll ich ihm denn zu 100 Prozent vertrauen mit dieser Vorgeschichte? Er hat mir jahrelang etwas vorgespielt. Für mich ist die Welt zusammengebrochen, ich hatte Zweifel, ob er mich überhaupt liebt, jemals geliebt hat. Weil er auch diese Gefühllosigkeit beschrieben hat.

Da frage ich mich: Kann ein Depressiver überhaupt lieben oder lebt er einfach nur mit mir zusammen? Aber vielleicht empfindet er nicht für mich, was ich für ihn empfinde. Da waren so viele Zweifel in meinem Kopf, dass ich teilweise gar nicht wusste, was los ist und was wird. Ich habe zu ihm gesagt: Du hast 70, 80 Prozent Vertrauen, mehr kann ich dir im Moment nicht geben. Da war er sehr enttäuscht darüber. Ich habe das immer im Kopf, dass da ein Restrisiko ist, er könnte sich noch mal was antun. Ich finde es naiv, wenn ich denken würde, dass er das zu 100 Prozent nicht mehr macht. Er hat versprochen alles dafür zu tun, sein Leben zu retten, aber wer sagt, dass er nicht irgendwann wieder an so einem Punkt ist? Dass er sagt, mein Leben hat keinen Sinn.

Er zieht seine Kraft nicht aus der Familie, aus der Partnerschaft, wie das vielleicht andere können. Ich habe mich damit abgefunden, dass er ganz anders ist. Ich bin nicht sein Lebensmittelpunkt, es wäre naiv, das zu glauben. Ich weiß, dass unsere Kinder eine große Rolle für ihn spielen. Sie sind das, was ihn neben dem Fußball überhaupt am Leben erhalten wird. Meine Angst ist: Was mache ich, wenn die Kinder aus dem Gröbsten raus sind? Wenn er seinen Eltern das Traumhaus gebaut hat? Da habe ich Angst, dass er dann nicht mehr groß am Leben hängt. Das kann man nicht vorhersehen, da kann er mir nichts versprechen. Um mir etwas Sicherheit zu geben, haben wir einen schriftlichen Vertrag gemacht: Wenn er merkt, dass es ihm so schlecht geht und er Suizidgedanken kriegt, dass er mir das sagt. Und wir dann gucken, dass er sofort therapeutische Hilfe bekommt. Wenn das nicht reicht, kann ich entscheiden, dass wir in die Klinik fahren. Der Vertrag steht, aber er hat immer die Möglichkeit, sich nicht daran zu halten. Die Angst ist immer da.

Manchmal erkenne ich ihn kaum wieder. Ich weiß, dass er

anders sein kann. Aber was nützt das, wenn wir uns so streiten, dass wir uns überlegen, alles hinzuschmeißen. Aber ich habe die Hoffnung, dass er gesund wird. Es ist eine superschwere Zeit für eine junge Ehe, wir werden immer wieder Rückschläge haben. Wir haben die Paartherapie jetzt erst mal beendet. Ist vielleicht auch zu früh gewesen. Manchmal denkt man, dass sich nie etwas ändert. Wir haben zwei Kinder, wir sind gezwungen, daran zu arbeiten. Ich möchte die beiden nicht ohne Vater groß ziehen. Ich stelle mich auf eine lange schwere Zeit ein.

Ich sehe schon kleine Anzeichen, dass es besser wird. Ich versuche auch zu verstehen, wie ein Depressiver ist. Wir streiten ja auch, weil ich was gefordert habe und er sagt, ich sei nie zufrieden. Man soll sie behandeln wie einen normalen Menschen und es ist immer schwer zu sagen, was darf ich von ihm verlangen, was nicht? Wo sind die Grenzen? Er stellt mich immer so hin, als ob ich nie zufrieden sei. Aber viele in unserem Bekanntenkreis sagen, er könnte viel mehr machen, du machst alles allein. Das kann nicht sein, auch wenn er depressiv ist. Das sieht er anders, er will, dass ich mehr Rücksicht nehme auf seine Krankheit. Nach dem Motto: Macht ja eh alles keinen Sinn. Das ist sehr verletzend für mich, ich sitze jeden Tag da und denke darüber nach, was ich ihm sage, wie viel ich verlangen kann.

Weil ich so viel darüber nachdenke, wird es so verkorkst, dass es für ihn dann wieder doof ist. Ich kann nicht einfach sagen: Machst du mal. Ich muss ihm immer zeigen, dass er wichtig ist als Mensch: Ich brauche deine Hilfe, ich schaffe nicht alles. Ich muss ihm das Gefühl geben, dass er gebraucht wird, aber das ist schwer zu formulieren. Manchmal stehe ich da und überlege: Wie muss ich es sagen, damit es nicht falsch ankommt? Das macht es anstrengend. Ich würde mir auch mal wünschen, dass er von alleine kommt und was anbietet. Eine

Spezialistin hat gesagt: Gewöhnen Sie sich daran, dass das zehn Jahre dauern kann. Erwarten Sie nichts von ihm. Da denke ich manchmal: Zehn Jahre soll das dauern? Ich muss lernen, mich hinzustellen und klipp und klar sagen, was ich von ihm will. Pass auf, ich bin müde, kannst du mal bitte aufstehen? Manchmal traue ich mich nicht, dann staut es sich auf. Dass er krank ist, kann nicht immer die Ausrede für alles sein. Ich muss es lernen, ihm das zu sagen.

Ich weiß, dass vieles, was mich stört und was nicht stimmt, zu seiner Krankheit gehört. Ich bin der Meinung, dass es wichtig ist, dass er sich die Anerkennung nicht dauernd von anderen holen muss. Dass er endlich erkennt, dass es Menschen gibt, die bereit sind ihm alles zu geben. Er tut alles für andere, damit sie ihn nett und toll finden. Aber wenn ich ihn als Frau mal was frage, dann kriege ich die Antwort: Das kannst du doch auch allein.

Wenn er nicht begreift, dass er seine Ehe aufs Spiel setzt, wenn er andere Frauen anflirtet, dann wird es sehr schwer. Der Gedanke quält mich schon, ich versuche es mir so zu erklären, dass es noch zu seiner Persönlichkeit gehört, dass er diese Anerkennung noch sucht. Er hat mir versprochen, dass er versucht, das einzudämmen. Ich weiß auch nicht, was im Krankenhaus passiert ist. Ich weiß, dass er da mit einer geflirtet hat. Die ihm auch Geschenke gemacht hat, das war für mich der Horror. Ich sitze zu Hause, er braucht seine Anerkennung. Wir hatten richtig Streit, es hat nicht viel gefehlt und es wäre vorbei gewesen.

Ich hoffe, dass ich noch erleben darf, wie wir diesen Weg wieder zurückgehen, um wieder halbwegs da anzukommen, wo wir am Anfang waren. Wo er für mich noch ein so fröhlicher Mensch war und das Leben so unbeschwert. So sehr er mich manchmal nervt, weiß ich, dass er ein ganz besonderer

Mensch ist. Der ganz liebevoll sein kann. Deswegen ist er ja auch so angreifbar. Wenn er eiskalt wäre, hätte ihm das alles nicht so viel ausgemacht. Tief im Inneren, und das schätze ich so an ihm, ist er ein besonderer und einzigartiger Mensch.

Es sind die einfachen Dinge, an denen er erkennt, dass die Kälte in ihm weicht und er wieder fühlen lernt: Wenn seine Kinder nach ihm rufen und mit offenen Armen auf ihn zulaufen. Wenn er in seiner Frau für Momente wieder die erkennt, in die er sich mal verliebt hatte. Draußen konnte er da Farben entdecken, wo vorher alles schwarzweiß war. Es gibt viel zu entdecken, wofür er nie einen Blick hatte. Manchmal geht er an der Havel angeln, auf Karpfen. Dann fährt er mit dem Schlauchboot über das Wasser, übernachtet im Zelt und wartet, bis einer der Fische anbeißt. Töten kann er sie nicht. Wenn er sie fotografiert hat, setzt er sie behutsam zurück ins Wasser. Er ist gerne am Wasser, er ist gerne allein, um seine Sinne wieder zu schärfen. Er wartet darauf, bis die Stille alles einfängt und beruhigt und keine Zweifel mehr zulässt. Manchmal spürt er es schon ganz deutlich. Dass er endlich anfangen kann zu leben.

Kapitel 10
Rote Karte Depression

Der FC St. Pauli steigt auf, Andreas Biermann steigt aus

Am 25. Januar 2010 trainiert Andreas Biermann zum ersten Mal nach elf Wochen wieder mit den Profis des FC St. Pauli. Auf dem Programm steht »Body workout«, Kräftigungstraining für den ganzen Körper, aus den Lautsprechern scheppert House Music, ein Trainer macht die Übungen vor. Biermann geht sie viel zu schnell an. Er übergibt sich beinahe vor Anstrengung, hält aber durch. Seine Mitspieler flachsen über den kurzatmigen Rückkehrer: »Biere, jetzt weißt du endlich mal wieder, was Arbeit ist.« Biermann ist glücklich, wieder beim Team zu sein, er ist zum ersten Mal seit Langem wieder ausgelassen. Auf Wunsch von Holger Stanislawski tritt er vor die Mannschaft, Biermann schwitzt, als er sie über seine Erkrankung und den Verlauf der Therapie informiert. Biermann möchte behandelt werden wie jeder andere im Team, bloß keine Sonderbehandlung. Als er seinen Mitspielern anbietet, ihm Fragen zu seiner Erkrankung zu stellen, ist kein Wort im Raum zu hören. Seine Mitspieler werden sich später bei ihm erkundigen, denkt Biermann. Unter vier Augen, im privaten Rahmen.

Biermann will Teil dieser Mannschaft sein, die sich oben auf den Aufstiegsplätzen der Zweiten Liga festgesetzt hat. Er glaubt fest daran, dass er sein Comeback in der Rückrunde feiern kann. »Ich möchte einen gesunden Biermann auf dem Platz sehen«, hatte Stanislawski gesagt, als dessen Depressionen bekannt geworden waren. Der Trainer unterstützt seinen Spieler, wo es geht. Es kommt vor, dass Biermann die halbe Nacht bei Stanislawski und dessen Frau Michelle in Hamburg-Rahlstedt sitzt, gemeinsam wird überlegt, wie der sensible Profi wieder in den Alltag zurückfinden kann. Wie er sein Leben in den Griff bekommen kann. Wenn es Biermann schlecht geht, sagt Stanislawski Termine ab. Ein paar Mal muss Co-Trainer André Trulsen das Training leiten. Als die alte Haupttribüne abgerissen wird, fehlt Stanislawski, weil er sich um Biermann kümmern will. Der fährt einmal die Woche nach Ochsenzoll zur Einzeltherapie, er wird auch medikamentös behandelt. »Vielleicht werde ich ein Leben lang in Therapie sein«, sagt Biermann, »das Wichtigste ist, dass ich akzeptiere, dass ich Depressionen habe. Dass ich jetzt erst mal stabil und nicht mehr akut suizidgefährdet bin.« Er ist längst noch nicht geheilt. Kleinigkeiten können ihn zermürben, er muss um seine Gesundung kämpfen.

Andreas Biermann schreibt Sebastian Deisler einen Brief, er glaubt daran, dass sich der Fußball ändern kann, ändern muss. Weil nicht nur die Körper, sondern auch die Psychen seiner Spieler krank werden können. Er möchte sich mit Deisler treffen, gemeinsam könnten sie dazu beitragen, dass die Erkrankung nicht mehr tabuisiert wird. »Depressionen dürfen kein Tabu mehr sein«, sagt Biermann, »sonst sterben noch mehr Profis.«

Andreas Biermann trainiert gut, er hat den konditionellen Rückstand schnell aufgeholt. Er will sich gesundschreiben lassen und zurück auf den Fußballplatz. Aber für den FC St. Pauli ist er auch ein Kostenfaktor. Die Vereinsführung möchte nicht, dass Biermann sich schon gesund meldet. Solange er krankgeschrieben ist, werden seine reduzierten Bezüge von der Krankenkasse übernommen. Der Klub kann so Geld sparen, er bietet Biermann stattdessen Kredite an, die er bis zum Saisonende zurückbezahlen soll. Im Umgang mit Depressionen ist der FC St. Pauli, der gerne als anderer Fußballverein gelten will, ein ganz normaler Klub. Auf diesem Niveau, das ist auf St. Pauli nicht anders als bei der Konkurrenz, hat man selten Geld übrig für soziale Taten, kaum Geduld mit Männern, die Zeit brauchen. Es ist ein hartes Geschäft. »Ich hatte das Gefühl, dass ich zufrieden sein müsse, wenn ich mit der Mannschaft trainieren darf«, sagt Biermann, der mit rund 2.000 Euro Krankengeld auskommen soll.

Er verkauft im Internet persönliche Sachen, um über die Runden zu kommen. Die finanzielle Situation belastet ihn, er fühlt sich vom Management des Klubs im Stich gelassen. Gegen den Willen seines Arbeitgebers lässt sich Biermann gesundschreiben. Er will sich auf dem Fußballplatz zeigen, sein Vertrag bei St. Pauli endet am 30. Juni. Nur so kann er auch das Interesse anderer Klubs wecken. Gegen Goslar gibt er am 21. Februar 2010 sein Comeback in der zweiten Mannschaft vor 380 Zuschauern. Biermann läuft zum ersten Mal im Trikot des FC St. Pauli mit seinen roten Haaren auf. Es ist kalt, die Haupttribüne am Millerntor ist abgerissen. Da, wo sie stand, streicht ein eisiger Wind durch die Lücke. Auch von der Nordtribüne ist nur noch das Skelett übrig geblieben. Zwei, drei Zuschauer halten auf der Baustelle die Stellung. Es ist eine surreale Winterkulisse für sein Comeback. Biermann ist die lange Pause nicht anzumerken, er spielt fehlerfrei. Auch in brenzligen Situationen reagiert er souverän und abgeklärt, einmal wird er von drei Gegenspielern in hohem Tempo attackiert, Biermann ist kalt bis ans Herz. Es ist die Ruhe des Depressiven am Ball, die dem jungen und nervösen Team weiterhilft. Es ist ein Neubeginn für ihn, auch wenn dieser durch das Gerangel um seine Gesundschreibung erschwert wird.

Am nächsten Samstag, es ist der 27. Februar 2010, schickt Biermann um 11:34 Uhr eine SMS: »Bin heut beim Training auf dem Kunstrasen umgeknickt, Bänderriss im Knöchel. So ein Mist.« Biermann hat kaum noch Chancen, in der ersten Elf eingesetzt zu werden. Zu häufig war er verletzt, zu selten war er eine Stütze, ganze zehn Partien machte er mit, auf seiner Position spielen andere, jüngere Profis. Als er sich vom Bänderriss erholt hat, hat der FC St. Pauli abgehoben. Der Klub schwebt Richtung Bundesliga. Ohne Biermann.

Obwohl Biermann mehrfach darum gebeten hatte, dass er Klarheit haben müsse, ob er eine Zukunft am Millerntor haben könne, reagiert der Klub erst nach einigen Wochen. Biermann soll künftig bei den Amateuren spielen, für 1.200 Euro brutto. Holger Stanislawski macht sich dafür stark, dass das Gehalt auf 2.000 Euro erhöht wird. Biermann lehnt ab, er hat eine dreiköpfige Familie zu ernähren. Er informiert Manager Helmut Schulte, dass er »mindestens 4.000 Euro brauche und dass sie mit 5.000 Euro brutto sehr gut leben könnten«. Dafür könnte er bei den Amateuren spielen, sich als Trainer in der Jugendabteilung engagieren und zusätzlich auf der Geschäftsstelle arbeiten. Biermann hört wieder wochenlang nichts von der Klubführung.

Seine Erkrankung ist kein Thema in diesem euphorisierten Team, nur Stürmer Marius Ebbers und das Trainergespann um Holger Stanislawski zeigen Interesse. Die Begegnung mit einem verhinderten Selbstmörder, sie scheint vielen nicht leicht zu fallen. Wie geht man mit einem Depressiven um? Redet man mit ihm darüber? Muss man besonders rücksichtsvoll mit ihm umgehen? Oder ignoriert man das Thema einfach? Die meisten entschließen sich für die einfachste dieser Möglichkeiten. Die Mannschaft will weiter ungestört am Aufstieg in die Erste Bundesliga arbeiten, ohne dabei störende Themen wie Depressionen. So empfindet es der enttäuschte Biermann.

»Wir hatten 25 Spieler im Kader, jeder reagiert anders. Ich denke, dass es mancher gar nicht richtig realisiert hat, was Depressionen sind. Ich weiß auch nicht genau, warum nur ein paar zu ihm hingegangen sind und offen mit ihm darüber gesprochen haben«, sagt Marius Ebbers, »ich kann es nicht erklären.« Manager Helmut Schulte hat eine andere Erklärung: »Andreas war nicht der große Kommunikator in der Truppe, eher introvertiert, das macht sich natürlich auch bemerkbar in so einer Phase. Aber man muss auch gucken: Was sind hier für Jungs? Wenn ich um die 20 wäre und man konfrontierte mich mit Depressionen, ich würde auch zu denen gehören, die diesen Kelch an sich vorübergehen lassen. Weil ich zu unsicher wäre, wie ich damit umgehen sollte. Da erwartet man vielleicht auch viel zu viel von Fußballern. Dass sie Dinge leisten, die sie nicht hinkriegen.«

Biermann spielt in der zweiten Mannschaft, im Klub ist das Gerangel um die Vertragsverlängerungen ausgebrochen. Einige Verträge laufen aus. Einige der Profis machen Sonderschichten mit dem Co-Trainer am Millerntor, um zu zeigen, wie sehr sie sich ins Zeug legen. Die Medien sind informiert und berichten darüber. In der zweiten Mannschaft, die gegen den Abstieg aus der dritten Liga kämpft und dringend Unterstützung gebrauchen könnte, wollen sie nicht spielen.

Ob sein Vertrag verlängert wird, weiß Andreas Biermann immer noch nicht. Es wird Mai, bis der Verein ihm ein Angebot mit einem Jahr Laufzeit vorlegt, Biermann soll in der zweiten Mannschaft des FC St. Pauli in der Oberliga spielen, in die Trainer- und Jugendarbeit eingebunden werden. Dafür soll er 4.000 Euro brutto erhalten, für Biermann ist es ein Scheinangebot, das er nicht annehmen kann. 2.000 Euro sollen aus der Amateurabteilung kommen, die andere Hälfte seines Gehalts sollen die Profis aus ihrer Aufstiegsprämie spenden. Biermann weiß, dass in der Mannschaft über die Verteilung der Prämie gestritten wird. Die Stimmung ist gereizt. »Das konnte ich unmöglich annehmen, ich kann mich nicht von der Mannschaft bezahlen lassen. Da hätte mich die Hälfte der Mannschaft gehasst, das hätte ich jedes Mal zu spüren gekriegt, wenn ich einem der Spieler unter die Augen getreten wäre.« Als Biermann sich mit Kapitän und Mannschaftsrat Fabio Morena darüber unterhält, sind sie sich einig: Es ist ein Angebot, das man nicht annehmen kann. Biermann möchte etwas leisten für sein Gehalt, er möchte keine Almosen. »Es wurde mir immer vermittelt, dass ich für dieses Angebot dankbar sein müsste. Als ob es ein Geschenk wäre und ich keinen Gegenwert dafür erbringen müsste.«

Manager Helmut Schulte kann Biermanns Reaktion nicht verstehen. »Wir haben alles, was in unserer Macht stand getan, um ihn zu unterstützen. Ich habe versucht, als Vertreter des Klubs die organisatorischen und wirtschaftlichen Dinge zu lösen, damit er sich auf die Heilung konzentrieren kann und keine Ängste haben muss. Ich kann da keinen Fehler von uns entdecken, beim besten Willen nicht. Vielleicht ist man viel sensibler, wenn man diese Krankheit hat. Jeder hat seine Wahrnehmung und die ist aus der eigenen Sicht immer richtig.«

Für Andreas Biermann klingt das wie Hohn. »Man hat mich fünf Monate lang hingehalten. Wenn das der richtige Umgang mit einem Depressiven ist, dann weiß ich auch nicht.« Biermann ist mehrmals drauf und dran, wieder auf die Depressionsstation im Klinikum Nord zurückzukehren, weil er nicht mehr weiter weiß. Als er Manager Schulte längst mitgeteilt hat, dass er das Angebot nicht annehmen kann, titelt eine Boulevard-Zeitung: »Stark! Neuer Vertrag für Problem-Profi Biermann.« Helmut Schulte wird im Artikel zitiert: »Das war für uns selbstverständlich. Wir unterstützen den Spieler in seinem Genesungsprozess, lassen ihn nicht fallen.«

Als er das liest, weiß Biermann, dass er nicht mehr ans Millerntor zurückkehren wird. Als der FC St. Pauli auf der Reeperbahn den Aufstieg in die Erste Liga feiert, sitzt er zu Hause, beleidigt und enttäuscht. Niemand fragt nach ihm, niemand vermisst ihn. Biermann wird es leicht gemacht, sich in seine Außenseiterrolle zurückzuziehen. »Es war bekannt, dass ich den Verein verlasse, und keiner der Spieler hat nachgefragt, wie es mir geht. Da war ich nicht in Feierlaune«, sagt er. Zum Freundschaftsspiel gegen Celtic Glasgow am 18. Mai 2010, bei dem er verabschiedet werden soll, erscheint er nicht mehr. Er lässt ausrichten, dass er der Situation nicht gewachsen sei. In Wirklichkeit hat er mit dem FC St. Pauli abgeschlossen. Andreas Biermann will Hamburg verlassen und woanders Fußball spielen.

»Als Frau ist es für mich unverständlich, wie es im
Fußball zugeht«
Juliane Biermann, nach dem Ausstieg

Anders als Andi habe ich es nicht bereut, dass wir an die
Öffentlichkeit gegangen sind mit seiner Erkrankung. Ich hatte
keinen Nachteil dadurch, im Gegenteil. Ich musste nicht lügen,
ich konnte frei darüber reden. Für Andi tut es mir total leid,
wie es gelaufen ist. Weil ihn das auch wieder runter gezogen
hat. Holger Stanislawski hat ja viel geholfen, aber vieles, was
St. Pauli versprochen hat, wurde am Ende nicht umgesetzt. Da
war ich sauer, dass man ihn so lange in der Luft hängen ließ.
Andi geht zum Training und spielt in der zweiten Mannschaft,
aber der Verein möchte nicht, dass er gesund geschrieben wird.
Da hat er nur die Hälfte vom Gehalt gekriegt und davon konnten wir nicht leben. Da hatte ich überhaupt kein Verständnis,
dass St. Pauli sich das so herausgenommen und überhaupt
nicht reagiert hat. Wie soll er denn auf die richtige Spur kommen, wenn er Geldsorgen hat und nicht weiß, wie er die Sachen
bezahlen kann? Wenn er nachts wach liegt und nicht weiß, wie
Geld auf das Konto kommt? Der Verein hat ihm Kredite angeboten, aber das hilft nicht in so einer Lage. Wovon sollen wir
denn die Kredite bis Saisonende zurückbezahlen? Das war unverantwortlich in einer Situation, in der Andi sowieso labil war.
　Ich habe Helmut Schulte als richtigen Geschäftsmann kennengelernt. Er war einmal zwei Stunden bei mir, als Andi in der
Klinik war, um über die Finanzlage zu reden. Über Finanzen
hat er kaum mit mir gesprochen, er wollte mich nur aushor-
chen. So habe ich das empfunden. Was denkst du denn, will
Andi noch mal Fußball spielen? Ich habe gesagt: Auf alle Fälle, er will dafür kämpfen, dass er zurückkommt. Er sagte: Bist

du da sicher? Vielleicht ist es besser, wenn er aufhört. Das war nicht schön, das hat mich total gestört.

Als Frau ist es für mich unverständlich, wie es im Fußball zugeht. Es ist ja nicht nur im Fußball so, in Männerberufen sind vermeintlich Schwache wie Depressive oder Schwule genauso ungern gesehen. Da, wo das Klima von Männern dominiert wird, haben es solche Außenseiter immer schwer. Im Fußball baut sich wenig Soziales auf, auch durch die ständigen Wechsel. Da kann jeden Monat einer verschwinden und ein Neuer kommen. Im Fußball entstehen kaum richtige Freundschaften. Viele Männer reden nicht gerne über negative Sachen, über Gefühlssachen sowieso nicht, wo Frauen sich eher hinsetzen und reden und versuchen, sich zu helfen. Bei Männern schiebt man das weg und tut so, als ob es nicht existiert.

Dass Andi nicht mehr Fußball spielen kann, ist das Schlimmste, was ihm passieren kann. Das kann man auch verstehen, weil er sich über Fußball sein Leben lang definiert hat und jetzt eine Funktion wegfällt, die er hatte und mit der er das bekommen hatte, was für ihn wichtig ist. Davon abgesehen, dass er gerne spielt. Er macht das nicht nur wegen des Geldes, er liebt Fußball über alles. Er muss jetzt zwar den Fußball aufgeben, zu einem Zeitpunkt, an dem er das nicht möchte. Aber als denkender Mensch muss in seinem Kopf auch verankert sein, dass er nicht Fußballer sein kann bis er 70 ist und umfällt. Bei jedem Fußballer, bei jedem Nationalspieler kommt mit 35, wenn nicht früher, das Karriereende.

Aber da ist auch eine große Zukunftsangst bei ihm. Er hat ja immer nur Fußball gespielt und meint, dass er nur das kann. Das macht es unheimlich schwer, dass er sich anders orientiert. Ich hoffe, dass er die Depression überwindet und sich außerhalb des Fußballs etwas aufbauen kann. Deswegen bin ich froh, dass er seine Karriere beenden muss. Schon als er auf die Depressionsstation gekommen ist, war ich der Meinung, dass er wie Sebastian Deisler den Fußball aufgeben wird. Dieser Fußball ist so unruhig, es würde immer dieses Ungewisse wieder hoch kommen, und auch das Unmenschliche, das er da erfährt. Jedes Jahr muss er wieder gucken, wie ernähre ich meine Familie und mich. Er kriegt einfach keine Ruhe rein. Wenn er eine Umschulung macht, und eine Heimat findet, dann kriegt er ein Stück Ruhe und Festigkeit in sein Leben. Ich finde es unheimlich wichtig, dass er auch mal irgendwo ankommt. Und dieses ewige Reisen und nicht zu wissen, wohin es geht. Kann ich nächstes Jahr noch Fußball spielen oder nicht? Da bin ich froh, dass das ein Ende hat. Das ist natürlich ein unheimlich schwerer Prozess für ihn, das abzuschließen. Aber ich hoffe, dass er eine neue Aufgabe findet, die ihm Spaß macht und von der er dauerhaft leben kann. Das wäre ein Traum: Dass ihm nichts mehr fehlt, dass er zufrieden mit der Familie lebt. Fußball ist doch auch immer eine Flucht für ihn gewesen. Seine Jahre sind vorbei als Spieler, auch wenn er das immer noch nicht hören will.

»Bei mir würde ein depressiver Profi spielen«
Interview mit Holger Stanislawski, Trainer des
FC St. Pauli

Holger Stanislawski, Trainer des FC St. Pauli, über Depressionen im Fußball und die Erfahrungen mit Andreas Biermann:

Wenn Sie herausfinden, dass ein Spieler an Depressionen leidet, wie würden Sie reagieren?

Ich würde alles liegen lassen und den Spieler dazu drängen, dass er unverzüglich in Behandlung kommt. So wie ich es auch bei Andreas Biermann angeschoben habe, dass er im Klinikum Nord seine Therapie beginnt. Depressionen sind eine Krankheit, die von Profis behandelt werden muss. Die mit dem Tod enden kann, wenn man nichts dagegen unternimmt. Wie bei Robert Enke und auch beinahe bei Andreas Biermann.

Sie haben sich nach der Erkrankung Biermanns mit Depressionen auseinandersetzen müssen. Welches Bild haben Sie inzwischen von dieser Krankheit?

Es ist für mich eine nicht greifbare Krankheit, sie ist sehr komplex und verläuft sehr unterschiedlich. Sie ist in der Abgrenzung auch schwer zu beurteilen, wenn man nicht tagtäglich damit zu tun hat: Ist es ein Burnout, ist es eine schwere Depression oder nur eine kurze Episode? Depressionen sind absolut schwierig für den Erkrankten. Wenn man sich ein Bein gebrochen hat, dann weiß man: Das ist der Zustand, diese Verletzung heilt in einem gewissen Zeitraum. Eine Erkrankung, die mit dem Kopf zu tun hat, kann man überhaupt nicht damit vergleichen. Depressionen werden enorm unterschätzt. Diese Erkrankung ist wahnsinnig belastend für den Betroffenen und sein näheres Umfeld.

Sie haben sich auch intensiv mit Andreas Biermann beschäftigt.

Er war manchmal bei uns zu Hause, meine Frau und ich haben versucht, seine Geschichte und seine Erkrankung zu verstehen. Für mich war das eine sehr belastende Situation, sehr existenziell, ich fühlte mich nach seinem Suizidversuch auch stark verantwortlich für ihn. Ich habe angefangen, sehr viele Dinge zu hinterfragen, auch im Fußball. Das hat den Blick auf viele Dinge verändert: Wie gehe ich mit Spielern um? Ich habe auch angefangen, mehr auf Kleinigkeiten zu achten, noch aufmerksamer und sensibler zu sein, eventuell Warnsignale zu bemerken. Um hoffentlich so etwas nie mehr miterleben zu müssen.

Biermann war sehr häufig verletzt. Hätte man da nicht fragen können: Kann er das psychisch wegstecken?

Das ist ein Punkt, wo ich heute viel stärker darauf achte. Wenn einer häufiger verletzt ist, dann muss man anfangen, diesen Spieler anders zu betreuen. Nicht nur den Körper in der Rehabilitation, sondern auch den Kopf. Dann muss man beobachten: Was ist das für ein Charaktertyp, wie kommt er zurecht, wie ist das Standing in der Mannschaft? Und dann eventuell professionelle Hilfe in Anspruch nehmen.

Sollte dafür ein Sportpsychologe in einer Profimannschaft fest verankert werden?

Es ist kein Fehler, einen Sportpsychologen an Bord zu haben. Man braucht aber jemanden, der vertrauenswürdig ist. Es ist ja nicht so, dass man einfach sagt: Hallo, ich bin der Sportpsychologe, öffne dich mal. Das macht kein Mensch der Welt. Da sagt jeder: Moment, was willst du eigentlich von mir? Man will nicht von heute auf morgen das Innerste nach Außen kehren, das muss wachsen. Aber es wird der Zeitpunkt kommen, wo ein Sportpsychologe so selbstverständlich zum Funktionsteam gehört wie ein Athletiktrainer.

Wie konnte sich ein Profi wie Andreas Biermann jahrelang mit Depressionen im Profifußball behaupten?

Andreas hat immer gut trainiert, obwohl ihn das brutal angestrengt haben muss. Über Jahre hinweg, ohne Schlaf oder nur mit ganz wenig Schlaf, mit diesen zermürbenden Gedanken im Kopf. Das ist eine Wahnsinnsleistung und nicht erklärbar. Wir haben in der Saisonvorbereitung zum Teil dreimal am Tag richtig hart trainiert. Da sind gesunde Profis an ihre Leistungsgrenze gekommen. Im Nachhinein ist erklärbar, warum er diese ganzen Verletzungen hatte, Bänderrisse, ausgekugelte Schulter: Sein Körper konnte diese Hochbelastung nicht mehr wegstecken und musste sich eine Auszeit nehmen. Dann knickt man mal um, weil der Körper einfach zu wenig Kraft hat.

Er hat sich immer wieder in den Kader zurückgekämpft.

Ich war selbst sehr oft und sehr lange verletzt, bin zehn Mal operiert worden und ausgefallen mit etlichen Knochenbrüchen. Ich weiß wie zermürbend das ist. Wenn ein Spieler wie Florian Lechner, der sehr lange ausgefallen ist, wieder da ist, da freue ich mich als Trainer. Aber was Biermann geleistet hat, das ist eine Qualität, die ich vorher nicht kannte. Wenn ich zwei Tage schlecht schlafe, dann bin ich durch. Mit so einer Erkrankung, mit so wenig Schlaf, solche Hochbelastungen zu überstehen und sich immer wieder zurück zu arbeiten, das spricht für einen starken Charakter.

Er hat mit Depressionen Fußball gespielt, war er ein Sicherheitsrisiko?

Überhaupt nicht, er war immer zuverlässig, er war gerade defensiv eine absolute Bank. Ich habe ihn wenige Tage vor seinem Suizidversuch in Oberhausen eingesetzt, da hatte er sich rangekämpft nach einem Bänderriss. Ich habe ihn eingewechselt, um die Defensive zu sichern und zu verstärken. Heute wissen wir, dass er damals in einer schweren depressiven Phase war. Aber er hat das gut gelöst, er hat zum Erfolg beigetragen. Generell hat er ganz wenig Fehler gemacht, weil er ein sehr guter Fußballer ist, mit einem unheimlich hohen taktischen Verständnis. Damit konnte er auch manchmal Situationen ausgleichen, wenn er physisch nicht auf der Höhe war. Er war ein Profi, auf den ich mich immer verlassen konnte. Er war immer da, wenn man ihn gebraucht hat.

Sie haben nicht gewusst, dass Biermann depressiv ist, als Sie ihn aufgestellt haben. Würden Sie bewusst einem depressiven Spieler das Vertrauen schenken?

Niemals ohne Behandlung. Aber wenn ein depressiver Profi in Behandlung ist, dann würde ich ihn aufstellen, wenn er im Training seine Leistung bringt. Ich weiß von Biermann, dass sich Depressive emotional nicht gut mitteilen können. Dass sie sich nicht freuen können, wie er nach dem Sieg in Oberhausen. Aber sie können ihre Aufgabe zu 100 Prozent gewissenhaft und korrekt ausführen.

Eine Depression würde bei Ihnen nicht das Karriereende bedeuten?

Dann würde ich einem Depressiven ja richtig einen vor den Koffer hauen. Dass jemand raus ist aus dem Job, weil er sich als Depressiver outet, das geht nicht. Ich bin ein Typ, der Spielern Chancen gibt, die man abgeschrieben hat. Ich war sehr fokussiert auf Jan Simak, wir standen kurz vor dem Transferabschluss. Simak war auch tot gesagt worden. Da habe ich oft gehört: Um Gottes Willen, lass ja die Finger von dem. Depressionen, Alkohol, Glückspiel, da war alles dabei. Da bin ich aber sehr offen dafür, solchen Spielern eine Chance zu geben. Ich habe mich mit dem Thema auseinandergesetzt und würde einen depressiven Profi spielen lassen, wenn er in Behandlung ist.

Trotzdem werden im Fußball Depressionen tabuisiert, obwohl jeder Fünfte in Deutschland in seinem Leben mal an dieser Krankheit leidet.

Ja, das ist unverständlich. Heute dürfte nichts mehr tabu sein. Wir leben in einer Zeit, in der alles geht, wo Homosexualität und Depressionen nicht mehr tabuisiert werden dürfen. Ich will nicht wissen, mit wie vielen Depressiven ich zusammen gespielt habe, ohne es zu bemerken. Es sind nicht alle so stark im Fußball, wie sie sich nach Außen hin geben.

Nach dem Tod von Robert Enke waren viele Sonntagsreden zu hören, dass der Fußball sich ändern müsse. Viel ist nicht passiert.

Es sieht so aus, als ob der Veränderungswillen im Fußball nicht sehr ausgeprägt ist. Nach Enkes Tod haben alle gesagt: So etwas darf nicht passieren, wir müssen anders miteinander umgehen. Aber wenn man diese Themen nicht aktiv behandelt und sie immer wieder öffentlich macht, dann verschwinden sie in dieser oberflächlichen Welt. Der Umgang ist nicht anders geworden, nach Enke und auch nach der Geschichte von Andreas Biermann. Ich kann mir nicht vorstellen, dass sich da etwas im Fußball dramatisch ändern wird. Für Biermann ist es eine bittere Erfahrung: Viele der Erkrankten haben Ängste, sich zu outen. Er war sehr mutig, ein Vorreiter, weil er wollte, dass wir anders mit Depressionen umgehen. Aber es hat sich nicht das getan, was er erhofft hat.

Andreas Biermann wurde durch viele Versprechen und Ankündigungen nach Enkes Tod ermutigt, an die Öffentlichkeit zu gehen. Hat ihn seine Offenheit die Karriere gekostet?

Ja, das glaube ich. Wenn ein Profiklub hört, Andreas Biermann könnte bei uns spielen, dann heißt es schnell: Oh, der hat Depressionen, damit wollen wir jetzt gar nicht erst anfangen. Es wird nicht viele Trainer geben, die einen depressiven Profi aufstellen würden, selbst wenn er in Behandlung wäre.

Ist das typisch für den harten Männersport Fußball, in dem Depressionen als Schwäche gelten?

Dass Fußball so männlich und enorm hart ist, das stimmt für mich so nicht. Wenn man Trainer einer Mannschaft ist, dann sieht man erst, wie viele ganz weiche Charaktere sich in einer Mannschaft befinden. Es gibt ganz viele Spieler, die sich nach außen hin so eine harte Fußballfassade aufbauen, aber innen drin im Kern ganz sensibel und sehr schnell verletzbar sind. Nicht jeder ist so, wie es dieses Bild vom Fußball zeichnet: hart, männlich, unverletzlich, beinahe übermenschlich.

Das steht aber im Widerspruch zu diesem Bild des modernen Gladiatoren, mit dem der Fußball auch vermarktet wird.

Fußball ist ein Kampfsport, da wird vieles in einer Mann-gegen-Mann-Situation ausgefochten. Das ist wie beim Boxen, nur dass wir hier die Hände nicht benutzen, sondern die Füße. Alles was mit Kampf, Zweikampf und Durchsetzungsvermögen zu tun hat, hat immer auch mit Härte zu tun. Das besagt aber nichts über den Charakter. Fußballer sind nicht unbedingt kritikfähig, aber sehr sensibel. Da stimmt dieses Bild nicht mehr von diesen unverletzlichen Gladiatoren und funktionierenden Maschinen.

Sollte dieses Image dann nicht erneuert werden: Auch Fußballprofis sind Menschen mit Schwächen?

Unbedingt, Deniz Naki hat mal hemmungslos geweint nach einem Spiel gegen Fürth. Da kann er das 3:1 machen, macht es nicht, im Gegenzug kriegen wir das 2:2. Abpfiff, wir spielen unentschieden. Da hat er anschließend im Kreis geweint, den wir immer nach dem Spiel bilden. Das zeigt mir den Druck, unter dem Profis stehen, aber auch wie verletzlich und anders Fußballer sind. Das hat wenig mit dem Bild zu tun, mit dem Fußball und seine Spieler vermarktet werden.

Andreas Biermann ist Ihnen sehr dankbar für Ihre Unterstützung während seiner Therapie. Vom Vertragsangebot des FC St. Pauli ist er enttäuscht. Für ihn ist es ein Scheinangebot, mit dem er monatelang hingehalten wurde.

Das ist schwer für mich einzuschätzen, weil ich für Vertragsangebote nicht zuständig bin. Der Entschluss stand schon im

Vorweg fest, mit Biermann nicht in die neue Saison zu gehen als Profispieler, unabhängig vom Erstligaaufstieg. Weil einfach zu wenig Leistungsnachweise da waren, zu wenig Spielpraxis, zu wenige Einsatzzeiten. Wir hätten ihn gerne für die zweite Mannschaft verpflichtet, aber in so einer Situation wird das unterschiedlich eingeschätzt: Ist es ein Almosenangebot oder ein faires Vertragsangebot? Aber ich kann seinen Ärger nachvollziehen. Wir hätten uns alle mehr Zeit nehmen müssen, um eine andere, eine bessere Lösung zu finden. Aber dafür wären alle gefordert gewesen, Biermann, sein Berater und nicht nur der FC St. Pauli.

»Jetzt kann ich Robert Enke verstehen«

Als Andreas Biermann den FC St. Pauli verlässt, sagt er: »Ich weiß, dass ich trotz meiner Erkrankung fußballerisch gut bin. Ich bin gespannt, ob ich eine Chance kriege. Dass Depressionen heilen, ist noch nicht in den Managerköpfen verankert.« Noch kämpft er um sein Spiel. Sein Ziel ist es, als erster Profi geheilt in den Fußball zurückzukehren. Es wäre ein erster Schritt, dass Depressionen im Fußball nicht mehr als Makel gelten.

Biermann schläft zum ersten Mal seit einigen Jahren wieder gut, er fühlt sich körperlich so gut wie lange nicht mehr. Er richtet das Haus in Falkensee ein. Immer mit dem Gedanken im Hinterkopf, dass sie bald wieder umziehen müssen, wenn er ein Angebot bekommt. Biermann würde gerne umziehen, wenn er wieder Fußball spielen könnte. Der Sommer vergeht, der Fußball kommt wieder zurück. Doch Biermann findet keinen neuen Klub. Bei seinem Berater Henry Hennig gehen unverbindliche Anfragen ein von sechs Zweit- und Drittligisten, das Interesse erkaltet jedoch schnell, sobald das Thema Depressionen anklingt. »Den Fußballer Biermann könnten wir gut gebrauchen, aber als Depressiver ist er ein zu großes Risiko«, heißt es in den Absagen. Einer der Vereine gibt tatsächlich ein Angebot ab, in dem sich alle Zweifel niederschlagen: Biermann soll 1.500 Euro brutto Grundgehalt beziehen.

Er spürt, dass er sich ausgeschlossen hat, weil er seine Erkrankung öffentlich gemacht hat. Er hat gegen eine Regel verstoßen, gegen die wichtigste Fußballregel: Er hat Schwäche gezeigt. »Das Bewusstsein für diese Krankheit ist im Fußball überhaupt nicht da. Sie wird immer noch als Schwäche ausgelegt«, weiß Biermann heute. Er hat sich angreifbar gemacht, dabei vollbringt er das, was Robert Enke nie geschafft hat: Über seine Erkrankung zu reden.

Während Andreas Biermann in der Psychiatrie sitzt, lassen sich weitere Sportler wegen Depressionen behandeln. Anonym. Biermann ist kein Einzelfall, Leistungssportler sind besonders anfällig für psychische Erkrankungen. Robert Enkes Tod hat manchem die Augen geöffnet, für kurze Zeit wird über Tabus wie Depressionen geredet. Kurze Zeit liegt sich die Nation betroffen in den Armen, der Unterhaltungsbetrieb Fußball scheint bereit zu sein für Veränderungen und Korrekturen.

»Fußball ist nicht alles«, hatte DFB-Präsident Theo Zwanziger bei der Trauerfeier für Robert Enke in Hannover betont. »Ihr könnt unglaublich viel dazu tun, wenn ihr bereit seid, euch zu zeigen, wenn Unrecht geschieht. Wenn ihr bereit seid, das Kartell der Tabuisierer und Verschweiger einer Gesellschaft zu brechen. Ein Stück mehr Menschlichkeit, ein Stück mehr Zivilcourage, ein Stück mehr Bekenntnis zur Würde des Menschen, des Nächsten, des anderen. Das wird Robert Enke gerecht.« Aber inzwischen wird wieder das Bild des Fußballprofis beschworen, das sich am besten verkaufen lässt: Als moderner Gladiator, der keine Schwächen kennt, der nur körperliche Grenzen akzeptiert. Deislers Leiden, Enkes Tod und Biermanns radikale Offenheit haben nichts bewirkt im Profifußball. Biermann ist keiner, der große Ansprüche stellt, der sich zu wichtig nimmt. Er ist nur einmal nach vorne geprescht, als er seine Erkrankung öffentlich gemacht hat. Weil er weiß, wie verloren man ist mit dieser Krankheit. Dass man Hilfe braucht, wenn man überleben will.

»Es sieht so aus«, sagt Marius Ebbers nachdenklich, »dass das Outing als Depressiver Biermanns Karriere beendet hat. Es sieht so aus, als ob es ihn sportlich den Kragen gekostet hätte. Wenn er mit seinen Fähigkeiten keine Chance kriegt, auf hohem Niveau Fußball zu spielen, dann muss man das so sehen.« Ebbers weiter: »Ich kann es nicht verstehen, wie mit ihm und dem Thema Depression umgegangen wird. Man hat gehofft, dass es nach Enke anders gehandhabt wird, aber da hinkt der Fußball noch weit hinterher.«

Als Biermann sich nach Robert Enkes Tod als Depressiver outet, redet Gerhard Delling in der »Sportschau« von einem bewundernswerten Schritt. »Zum Glück geht man nicht einfach zur Tagesordnung über«, sagt der Moderator, »Andreas Biermann möchte so dazu beitragen, dass es kein Tabuthema mehr ist. Ganz schön mutig und vielleicht auch Mut machend für diejenigen, die ein Problem mit Depressionen haben.« Biermann hat an Veränderungen geglaubt, er hält das nicht für naiv, weil er keine andere Wahl hatte. Er ist mutiger und radikaler als das Kartell der Tabuisierer, zu radikal für den oberflächlichen Fußball. Als der 10. November 2010 näher kommt, der erste Todestag Robert Enkes, wird Biermann in viele Talkshows eingeladen. Er nimmt einige Termine wahr, er weiß von vielen Anrufen und Zuschriften, dass er Depressiven helfen kann mit seiner Geschichte, dass er ihnen Mut macht. Die Gespräche strengen ihn an. Wenn er über seine Geschichte redet, quälen ihn die Erinnerungen oft noch mehrere Tage lang. Als er am 6. November zu Gast im »Aktuellen Sportstudio« ist, verabschiedet ihn Moderatorin Katrin Müller-Hohenstein mit den Worten: »Andreas Biermann, immer daran denken, das Leben ist schön.« Es ist, als ob man einen Impotenten daran erinnert, wie viel Vergnügen Sex bereiten kann. Später ruft Müller-Hohenstein bei Biermann an und entschuldigt sich.

Den 10. November 2010 erlebt Andreas Biermann als den Tag der großen Gesten, mit denen in Deutschland mit der Volkskrankheit Depressionen umgegangen wird. Es ist auch der Tag, an dem der Deutsche Fußball-Bund aktionistisch wird. An Enkes Grab legen eine Delegation um DFB-Präsident Dr. Theo Zwanziger und Bundestrainer Joachim Löw einen Kranz nieder. Anschließend stellt der DFB davon kostenloses Material für TV-Anstalten und Fotografen zur Verfügung. Andreas Biermann hat vom einflussreichen Verband nie etwas gehört. »Das ist komplette Ignoranz, wenn man bedenkt, welche Reden gehalten wurden. Fußball müsse menschlicher werden, hieß es, wir müssten offen damit umgehen. Dann traut sich ein Profi offen damit umzugehen und der wird ignoriert.« Für Biermann wäre es gerade ein Signal für andere depressive Fußballprofis, wenn der DFB sich anders verhielte. »Ich wusste, dass es schwierig wird zurückzukommen. Aber nach den Ankündigungen von Theo Zwanziger hatte ich mir schon Chancen als Therapierter ausgerechnet«, sagt er.

Fußball bleibt aber die konfliktscheue Zone, in der Sonntagsreden gehalten werden, die am Montag nichts mehr wert sind. Bundestrainer Joachim Löw sagt ein Interview zu für dieses Buch, er will über Depressionen reden. Er will Fragen beantworten, eine hätte lauten können: Hätte er Robert Enke auch aufgestellt, wenn er gewusst hätte, dass er schwer depressiv ist? Löw ist als Trainer angefragt, es wäre wichtig, dass er Signale setzt, für einen anderen Umgang mit Depressionen im Fußball. Als der Interviewtermin näher rückt, lässt Löw absagen. Er sei kein Fachmann für Depressionen und kenne Andreas Biermann nicht.

Den Todestag von Robert Enke verbringt Biermann in Empede, wo der Torhüter mit seiner Familie gelebt hat. Teresa Enke lebt immer noch da, sie hat Biermann eingeladen, den Tag dort mit anderen Trauergästen zu verbringen. Mit Jörg Neblung, dem Freund und Berater Enkes, fährt Biermann zu der Stelle, wo Enke auf einen Zug gewartet hatte. Der Regen prasselt ihnen in die Gesichter, aber sie schaffen es, eine Kerze anzuzünden und an die Schienen zu stellen. Als kurz darauf ein Zug vorbei donnert, sacken Biermanns Knie zusammen. Hier ist es also passiert, fährt es ihm durch den Kopf. Einen kurzen Moment stellt er sich direkt neben die Schienen, um sich vorzustellen, wie ein Zug auf ihn zugerast kommt. Das Gefühl, sich vom Leben verabschiedet zu haben, kennt er schon. Biermann springt schnell herunter von dem Schottergeröll, zurück auf festen Boden, zurück ins Leben.

Als am Abend in der Dorfkirche die Gedenkfeier stattfindet, foltern ihn konfuse Gedanken. Menschen weinen um ihn herum, Biermann hat keine Tränen übrig, aber er beobachtet, »wie weh das tut, wenn sie trauern«. Wenn er seinen Suizidversuch durchgezogen hätte, wäre Enke dann drei Wochen später überhaupt auf die Schienen gegangen? »Bei mir hätten nicht so viele trauern müssen«, denkt er, »das wäre besser gewesen.« Am nächsten Morgen geht Teresa Enke mit Andreas Biermann und ihren Hunden spazieren. Er muss immer wieder daran denken, dass er sich nur in Therapie begeben hat, weil sie so offen über die Erkrankung ihres Mannes gesprochen hatte. Sie war es, die ihm vermutlich das Leben gerettet hat. Es steht wie eine stumme Übereinkunft zwischen ihnen, dass Enkes Tod nicht sinnlos gewesen ist. Nach dem Spaziergang will Biermann die Hunde ins Haus lassen, alle gehen rein, bis auf einen. Er bleibt einfach stehen und wartet. Biermann fordert ihn immer wieder auf, endlich ins Haus zu treten. Er weiß nicht, dass der Hund blind und taub ist und das Leben an ihm vorbeifließt, wie lange Zeit an Biermann.

Ein Leben ohne Fußball hat Andreas Biermann für wertlos gehalten. Monatelang war er niedergeschlagen und frustriert, weil er keine Chance bekommen hat, noch einmal zurückzukommen. Sebastian Deisler hat sich nicht gemeldet auf den Brief, heute weiß er: Fußball bleibt, wie er ist, eine rückständige Männerbastion. Sich als Depressiver zu outen, hat nichts verbessert. Nicht den Fußball, nicht seine persönliche Situation. »Ich kann jetzt auch Robert Enke verstehen, dass er seine Erkrankung nicht öffentlich gemacht hat«, sagt Biermann, »aber ich würde es wieder so machen, weil es mich als Mensch weitergebracht hat.« Andreas Biermann will Sportpsychologie studieren. Um dort zu sein, wo niemand war, als er selbst Hilfe gebraucht hätte.

Bibliografische Information der Deutschen Nationalbibliothek

Die Deutsche Nationalbibliothek verzeichnet diese Publikation
in der Deutschen Nationalbibliografie; detaillierte bibliografische
Daten sind im Internet über http://dnb.d-nb.de abrufbar.

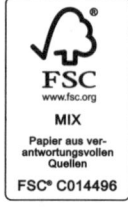

MIX

Papier aus ver-
antwortungsvollen
Quellen

FSC® C014496

Verlagsgruppe Random House FSC-DEU-0100
Das für dieses Buch verwendete FSC®-zertifizierte Papier
Munken Premium Cream liefert Arctic Paper Munkedals AB, Schweden.

1. Auflage
Copyright © 2011 by Gütersloher Verlagshaus, Gütersloh,
in der Verlagsgruppe Random House GmbH, München

Umschlagmotiv: © Antonina Gern, Hamburg
Druck und Einband: GGP Media GmbH, Pößneck
Printed in Germany
ISBN 978-3-579-06747-6

www.gtvh.de